护理学基础
——教学一体化工作页

BASIC NURSING-TEACHING INTEGRATION WORKSHEET

主　编　阳绿清　廖喜琳
副主编　张　韵　杨颖蕾
编　者（按姓氏笔画排序）
　　　　王　琴（广西中医药大学高等职业技术学院、广西中医学校）
　　　　卢小菊（广西中医药大学高等职业技术学院、广西中医学校）
　　　　叶　欣（广西中医药大学高等职业技术学院、广西中医学校）
　　　　朱子烨（广西中医药大学高等职业技术学院、广西中医学校）
　　　　刘　蔚（广西中医药大学高等职业技术学院、广西中医学校）
　　　　阳绿清（广西中医药大学高等职业技术学院、广西中医学校）
　　　　杨颖蕾（广西中医药大学高等职业技术学院、广西中医学校）
　　　　吴卫群（广西中医药大学高等职业技术学院、广西中医学校）
　　　　张　韵（广西中医药大学高等职业技术学院、广西中医学校）
　　　　陈艳芳（广西中医药大学高等职业技术学院、广西中医学校）
　　　　徐　航（广西中医药大学高等职业技术学院、广西中医学校）
　　　　梁慧玲（广西中医药大学高等职业技术学院、广西中医学校）
　　　　蓝玲曲（广西中医药大学高等职业技术学院、广西中医学校）
　　　　蒲　莹（广西中医药大学高等职业技术学院、广西中医学校）

復旦大學 出版社

内容简介

为贯彻《国家职业教育改革实施方案》，培养技能型实用护理人才，作者紧紧围绕社会需求及岗位要求，编写了此教材。该教材以临床常用护理技术为切入点，以基于工作过程的临床思维为主线，通过临床案例导入，引导学生思考案例中存在的主要护理问题，需要实施的主要护理措施。为了完成护理措施，该教材逐步设置问题与任务，引导学生按照护理程序依次完成各项任务，从而加深学生对护理学基础课程涉及的三十一项护理操作内容的理解。通过此教材的应用，学生能根据评分标准进行小组学习、自我学习、自我考核、自我反思。评分标准回答问题环节能强化学生对此操作涉及主要知识点的印象，实现理论与实训技能有机结合，从而提高其职业技能水平，培养其临床思维，提高其岗位胜任力，实现学生与临床岗位无缝对接。该教材内容详略得当，简明扼要，层次分明，具有很强的可读性和操作性。

前 言

2019年2月,国务院颁布了《国家职业教育改革实施方案》,此方案对加快职业教育现代化建设和加强职业院校内涵建设,提高人才培养质量提出了多项举措,也是进一步推动职业教育由注重规模扩张向质量提升转变的必由之路。其中,对职业院校教师、教材、教法(简称"三教")的改革作为一项重要举措。

为了贯彻该政策,中职护理教育以培养技能型实用护理人才为目标,紧紧围绕社会需求及岗位要求。以临床涉及的常用护理技术为切入点,以基于工作过程的临床思维为主线,通过临床案例导入,引导学生思考案例中患者存在的主要护理问题,需要解决的首要护理措施。就其中涉及的主要护理技能,逐步设置问题与任务,引导学生按照护理程序的思路完成各项任务。通过此教材逐步达到培养学生的理论与实训技能有机结合,提高其职业技能水平,胜任岗位的需求。编写内容上详略得当,简明扼要,层次分明。学生能根据评分标准进行自我学习,自我考核,自我反思。在评分标准回答问题环节,能强化学生对此操作涉及的知识点,加深印象。

本书共31个任务,内容涵盖出入院护理、安全护理、治疗护理、生活护理、支持护理等,以任务引导学生思考、操作、反思、评价。

本书在编写过程中,承蒙各编委的积极努力与通力合作,在此谨表示诚挚的感谢。由于编写时间紧,水平有限,本书内容疏漏或不足之处,敬请指正与谅解。

阳绿清 廖喜琳
2021年5月

目 录

任务一　铺备用床 …………………………………………………… 001
任务二　铺暂空床 …………………………………………………… 007
任务三　铺麻醉床 …………………………………………………… 013
任务四　运送患者法 ………………………………………………… 020
任务五　体位 ………………………………………………………… 028
任务六　七步洗手法 ………………………………………………… 035
任务七　无菌技术 …………………………………………………… 041
任务八　穿脱隔离衣 ………………………………………………… 048
任务九　口腔护理 …………………………………………………… 054
任务十　卧床患者更换床单 ………………………………………… 062
任务十一　生命体征测量 …………………………………………… 068
任务十二　鼻饲法 …………………………………………………… 076
任务十三　乙醇拭浴 ………………………………………………… 085
任务十四　氧射流雾化吸入法 ……………………………………… 093
任务十五　女性患者留置导尿术 …………………………………… 100
任务十六　男性患者留置导尿术 …………………………………… 109
任务十七　膀胱冲洗术 ……………………………………………… 118
任务十八　大量不保留灌肠 ………………………………………… 126
任务十九　小量不保留灌肠 ………………………………………… 134
任务二十　保留灌肠 ………………………………………………… 142
任务二十一　药液抽吸法 …………………………………………… 149
任务二十二　皮内注射法 …………………………………………… 155
任务二十三　皮下注射法 …………………………………………… 163
任务二十四　肌内注射法 …………………………………………… 171
任务二十五　静脉注射法 …………………………………………… 180

任务二十六　密闭式静脉输液法 …………………………………………………… 188

任务二十七　静脉采血 ………………………………………………………………… 197

任务二十八　静脉输血 ………………………………………………………………… 205

任务二十九　氧气筒式氧疗法 ………………………………………………………… 214

任务三十　　吸痰法 …………………………………………………………………… 222

任务三十一　绘制体温单 ……………………………………………………………… 230

任务一 铺备用床

📜 学习目标

1. 能说出铺备用床的基本要求。
2. 能正确评估床单位设备。
3. 能口述铺备用床的注意事项。

📚 学习任务

患者李某,男性,70岁,患冠心病12年,近期频发心绞痛入院。经过治疗后病情稳定,医生开具出院医嘱。

📋 工作流程与活动

1. 接到任务,床单位终末消毒处理后,请分析应准备铺何种床单位(15分钟)。
2. 准备铺床物品,按使用顺序正确叠放(5分钟)。
3. 评估床单位设备(5分钟)。
4. 按照要求铺床并评价铺好的床单位且口述注意事项(15分钟)。

活动一　接收工作任务、明确工作要求

▫ 学习目标 ▫

1. 能正确分析案例,明确任务。
2. 能针对案例准备相应的用物。
3. 能独立查阅相关资料解决此问题。

▫ 建议学时 ▫

建议学时为15分钟。

▫ 学习准备 ▫

教材《护理学基础》、笔、作业本。

▫ 学习过程 ▫

1 借助所学铺床理论知识,分析案例中的主要问题。

2 床单位终末消毒的方法具体有哪些？

3 在铺床前我们如何运用护理程序统筹安排整个流程？

活动二 任务处理

◼ 学习目标 ◼

1. 能正确准备用物。
2. 能正确书写铺备用床的过程。

◼ 建议学时 ◼

建议学时为5分钟。

◼ 学习准备 ◼

教材《护理学基础》、笔、作业本、铺备用床相关物品。

◼ 学习过程 ◼

1 将需要使用的物品准备至护理车上。

2 整理着装，为进行床单位铺设完成自身评估。

活动三 评估床单位环境

◼ 学习目标 ◼

1. 正确评估床单位环境。

2. 选择合适的时间进行床单位铺设。

◘ 建议学时 ◘

建议学时为 5 分钟。

◘ 学习准备 ◘

床单位、护理车、床上用品、笔、作业本。

◘ 学习过程 ◘

1　护生到床旁评估，评估要点包括环境、病床完整度、床单位装置完整度。

2　评估同病室内是否有患者在进餐或接受治疗。

活动四　铺备用床

◘ 学习目标 ◘

1. 采用正确的方法进行床单位铺设。
2. 正确评价病室及床单位的整洁度。
3. 叙述铺备用床注意事项。

◘ 建议学时 ◘

建议学时为 15 分钟。

◘ 学习准备 ◘

床单位、护理车；大单、被套、棉胎或毛毯、枕套、枕芯、手消毒液；笔、作业本。

◘ 学习过程 ◘

1　护生推护理车至床旁进行床单位铺设，完成操作后写出操作过程。

2　护生对照评分标准反思整个操作过程中存在的问题。

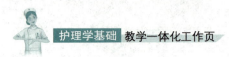

:black_small_square: 操作标准

铺备用床的操作标准如表1-1所示。

表1-1 铺备用床操作评分标准(满分100分)

项 目	规 范 项 目	分值	评 分 标 准	扣分
评估 (10分)	1. 用物准备齐全、摆放有序,室内环境清洁,无人进餐和治疗 2. 护士着装整洁(衣、帽、口罩、鞋、袜、饰物、化妆、洗手、指甲) 3. 护士的姿势、步伐、体态 4. 治疗车放于床尾,距床尾约80 cm 5. 检查评估床及床单位用物 6. 口述铺备用床目的	10	一处不符合要求扣1分	
移开桌椅 (2分)	1. 移床旁桌距床20 cm 2. 移床旁椅至床尾,与治疗车齐	2	一处不符合要求扣1分	
翻转床垫 (10分)	1. 湿扫床褥 2. 床褥头尾调换翻转,卷放于床旁椅上 3. 床垫正反面翻转 4. 放床褥拉平铺好	10	漏一处扣3分;方法不对一处扣2分;一处不符合要求扣1分	
铺大单 (10分)	1. 大单中线与床中线对齐放于床上,展开大单 2. 铺大单应先近侧后远侧,先床头后床尾,然后再中间 3. 床角铺成45°斜角 4. 大单铺好后需平、紧、整、中线对齐 5. 铺单手法正确	10	方法不对一处扣2分;一处不符合要求扣1分	
套被套("S"形套棉被法) (50分)	1. 被套正面向外,被头与床头齐、中线对齐放于床上,展开被套 2. 展开床尾开口约1/3 3. 将折叠成S形的棉被放入开口处或采用"卷筒式"(见暂空床) 4. 拉棉被至被套封口处 5. 角线吻合拉平棉被 6. 拉齐被套、对齐中线、系带 7. 边缘与床沿平齐,向内折;转向另一侧,同法折好床缘棉被 8. 床尾向内折平床尾 9. 棉被平整、里面与表面整齐 10. 套被套手法正确	50	方法不对一处扣5分;一处不符合要求扣1分	

(续表)

项 目	规 范 项 目	分值	评 分 标 准	扣分
套枕套 （8分）	1. 在治疗车上套枕头 2. 套好的枕头平整、四角充实 3. 将枕头放于床头，开口背门 4. 套枕套手法正确	8	方法不对一处扣2分；一处不符合要求扣1分	
桌椅归位 （4分）	放好床旁桌椅	4	一处不符合要求扣1分	
整理用物 （6分）	1. 整理用物 2. 洗手	6	一处不符合要求扣3分	

■ 评价标准 ■

按照表1-2对护生的操作进行总体评价。

表1-2 铺备用床操作评价表

工作流程	项目分值	项 目	自评扣分 ABCD	小组评扣分 ABCD	教师评扣分 ABCD
用物准备 （20分）	5	正确准备用物，无漏项			
	15	准备物品顺序无错漏			
铺备用床 （45分）	5	评估环境正确			
	5	用物准备齐全			
	10	操作时遵循节力原则			
	10	操作过程流畅，未影响患者的治疗和护理活动			
	5	操作顺序正确			
	10	能正确口述注意事项			
学习能力 （35分）	5	按时完成			
	5	团队合作			
	5	关爱患者			
	5	职业防护意识			
	5	操作熟练流畅			
	5	护患沟通			
	5	知识运用			
总分	100				

注：A级：完成任务质量达到该项目的90%～100%；B级：完成任务质量达到该项目的80%～89%；C级：完成任务质量达到该项目的60%～79%；D级：完成任务质量小于该项目的60%；总分按各级最高等级计算。

目标检测

一、选择题

1. 铺床法的基本要求是（　　）。
   A. 舒适　　　　B. 整洁　　　　C. 紧实　　　　D. 安静　　　　E. 实在
2. 移开床旁桌需要距床（　　）cm。
   A. 15　　　　　B. 20　　　　　C. 25　　　　　D. 30　　　　　E. 10
3. 不属于铺备用床被套式方法是（　　）。
   A. 被头与床头平齐
   B. 盖被边缘内折与床沿平齐
   C. 盖被尾端折于床垫下
   D. 枕头平整，四角充实，平拖放于床头
   E. 橡胶中单上缘距床头 45～50 cm，中线与床中线对齐

二、填空题

1. 于床尾处套好枕套，系带，开口_____，横放于_____，再拖至_____。
2. 套被套有 2 种方法：_____和_____。
3. 患者_____或_____暂停铺床。
4. 操作中减少走动次数，避免无效动作；操作者身体靠近床边，上身直立，前后腿分开稍屈膝，_____，_____。
5. 备用床的目的是保持病室_____、_____；准备接受新患者。

任务二 铺暂空床

学习目标

1. 叙述铺暂空床的目的。
2. 正确评估患者病情是否允许暂时离床活动。
3. 正确整理暂空床。

学习任务

患者王某,男性,30岁,患冠心病5年,近期频发心绞痛入院。目前病情平稳,床单污染,正准备到院内小花园晒太阳。

工作流程与活动

1. 接到任务,分析应准备铺设何种床单位(15分钟)。
2. 准备物品,按使用顺序进行叠放(5分钟)。
3. 评估床单位装置(5分钟)。
4. 按照要求进行铺床,评价病室及床单位,口述注意事项(15分钟)。

活动一　接收工作任务、明确工作要求

▫ 学习目标 ▫

1. 能正确分析案例,找出问题。
2. 能针对案例准备相应的用物。
3. 能独立查阅相关资料解决此问题。

▫ 建议学时 ▫

建议学时为15分钟。

▫ 学习准备 ▫

教材《护理学基础》、笔、作业本。

▫ 学习过程 ▫

1　借助护理学基础理论,分析案例中存在的主要问题。

② 在列举的问题中找出首优问题，并列出解决方法。

活动二　评估床单位环境

▣ 学习目标 ▣

1. 正确评估床单位环境。
2. 选择合适的时间进行床单位铺设。

▣ 建议学时 ▣

建议学时为 5 分钟。

▣ 学习准备 ▣

床单位、护理车、床上用品、笔、作业本。

▣ 学习过程 ▣

① 护生至床旁评估，要点包括环境、病床完整性、床单位装置完整性。

② 评估患者意识、诊断、病情，以及是否需要相应的安全防范措施。

活动三　任务处理

▣ 学习目标 ▣

1. 能正确准备用物。
2. 能正确书写床单位铺设过程。
3. 能正确叙述注意事项。

▣ 建议学时 ▣

建议学时为 5 分钟。

学习准备

教材《护理学基础》、笔、作业本。

学习过程

1. 将铺暂空床需要使用的物品写出来。

2. 根据教科书理论部分内容,在作业本上书写铺暂空床步骤。

活动四 铺暂空床

学习目标

1. 采用正确的方法进行床单位铺设。
2. 正确评价病室及床单位整洁度。
3. 叙述注意事项。

建议学时

建议学时为 15 分钟。

学习准备

1. 床单位、床旁桌、护理车、床上用品、笔、作业本。
2. 护理车:大单、被套、棉胎或毛毯、枕套、枕芯、手消毒液。

学习过程

1. 护生推护理车至床旁进行床单位铺设,完成铺暂空床的实训部分内容。

2. 护生对照评分标准反思整个操作过程中存在的问题,再次根据实际操作写出操作流程。

操作标准

铺暂空床的操作标准如表 2-1 所示。

表 2-1 铺暂空床操作评分标准(满分 100 分)

程序	规范项目	分值	评分标准	扣分
操作前准备(14 分)	1. 仪表端庄,着装整洁	2	一处不符合要求扣 1 分	
	2. 评估 (1) 患者的年龄、病情、自理程度 (2) 患者是否可以暂时离床活动或外出检查 (3) 同病室的患者无治疗或进餐情况 (4) 床单位设施性能完好	6	未评估扣 4 分;评估不全一项扣 2 分;未解释扣 2 分	
	3. 洗手,戴口罩	2	一处不符合要求扣 1 分	
	4. 用物:护理车、棉被或毛毯、枕芯、被套、大单、枕套、免洗手消毒液	4	少一件或一件不符合要求扣 1 分	
操作流程(67 分)	1. 推车至床尾正中 2. 移床旁桌 3. 检查床垫,必要时翻转床垫与床头对齐	6	一处不符合要求扣 1 分	
	4. 铺大单:将大单中线对齐床中线,分别向床头、床尾散开,将大单向护士近侧、远侧散开	4	一处不符合要求扣 1 分	
	5. 铺床头:一只手将床头的床垫托起;另一只手伸过床中线将大单塞于床垫下	2	一处不符合要求扣 1 分	
	6. 做角:右手在距床头 30 cm 将大单边缘向上提起,使其同床垂直,呈一等边三角形;一床沿为界,将三角形分为两半;上半三角形暂时覆盖于床上,下半三角形平铺后塞于床垫下	4	一处不符合要求扣 1 分	
	7. 护士移至床尾,拉紧大单。采用同法铺床尾	6	一处不符合要求扣 1 分	
	8. 拉紧大单中部,双手掌心向上,平塞于床垫下	3	一处不符合要求扣 1 分	
	9. 转至对侧同法铺对侧床头、床尾及床中部	15	大单不拉平、塞紧各扣 2 分;中线偏离扣 2 分;一处不符合要求扣 1 分	
	10. 套被套:被套中线与床中线对齐,被套面向外平铺床上,被套侧面开口端上层打开 1/3	2	一处不符合要求扣 1 分	
	11. 棉被放置被套开口处,拉棉被上缘到被套内,充实四角平铺于被套内	5	一处不符合要求扣 1 分	
	12. 被套系带	2	一处不符合要求扣 1 分	
	13. 内折近侧被齐床边缘,床尾平整	2	一处不符合要求扣 1 分	
	14. 转至对侧同法折对侧被	2	一处不符合要求扣 1 分	

(续表)

程序	规范项目	分值	评分标准	扣分
	15. 内折床尾被套	2	盖被两侧及尾端折叠不好各扣1分;不平整扣1分	
	16. 盖被呈扇形3折于床尾	4	一处不符合要求扣1分	
	17. 套枕套:枕套套于枕芯外,平整至床头,开口背门	4	枕头放置不当扣2分;一处不符合要求扣1分	
	18. 桌椅归位整齐	2	一处不符合要求扣1分	
	19. 洗手	2	一处不符合要求扣1分	
操作后评价(13分)	1. 床单元整洁有序	3	一处不符合要求扣1分	
	2. 铺床过程中能正确使用节力原则	3	一处不符合要求扣1分	
	3. 言语通俗易懂,态度和蔼,沟通有效	2	态度和语言不符合要求各扣1分;沟通无效扣2分	
	4. 全过程动作熟练、规范,符合操作原则	5	一处不符合要求酌情扣1~2分	
回答问题(6分)	1. 目的 (1) 供新入院或暂时离床的患者使用 (2) 保持病室整洁 2. 注意事项:同备用床	6	一项内容回答不全或回答错误扣0.5分	

◨ 评价标准 ◧

按照表2-2对操作进行总体评价。

表2-2 铺暂空床操作评价表

工作流程	项目分值	项 目	自评扣分 ABCD	小组评扣分 ABCD	教师评扣分 ABCD
用物准备(20分)	5	正确准备用物,无漏项			
	15	准备物品顺序无错漏			
铺暂空床(45分)	5	评估环境正确			
	5	用物准备齐全			
	10	操作时遵循节力原则			
	10	操作过程流畅,未影响患者的治疗和护理活动			
	5	操作顺序正确			
	10	能正确口述注意事项			

（续表）

工作流程	项目分值	项 目	自评扣分 ABCD	小组评扣分 ABCD	教师评扣分 ABCD
学习能力（35分）	5	按时完成			
	5	团队合作			
	5	关爱患者			
	5	职业防护意识			
	5	操作熟练流畅			
	5	护患沟通			
	5	知识运用			
总分	100				

注：A级：完成任务质量达到该项目的90%～100%；B级：完成任务质量达到该项目的80%～89%；C级：完成任务质量达到该项目的60%～79%；D级：完成任务质量小于该项目的60%；总分按各级最高等级计算。

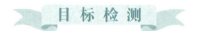

目 标 检 测

一、选择题

1. 铺暂空床的目的是(　　)。
   A. 为了美观　　　　　　　　　B. 保护床褥免受污染
   C. 迎接新患者，或供暂时下床活动的患者使用　D. 防潮
   E. 个人喜好

2. 床上盖被呈扇形3折于床尾的目的是(　　)。
   A. 国家统一要求　　　　　　　B. 方便患者上床，保持美观
   C. 保护盖被不受污染　　　　　D. 个人喜好
   E. 防潮

3. 以下关于各种铺床法正确的是(　　)。
   A. 麻醉床用来供新入院患者使用
   B. 暂空床主要准备接受新入院患者
   C. 麻醉床可以保护被褥不被血液和呕吐物污染
   D. 备用床主要供暂离床患者使用
   E. 患者床单位的设备和管理应以美观为前提

4. 不符合铺床时的节力原则的是(　　)。
   A. 将用物备齐　　　　　　　　B. 按使用顺序放置物品
   C. 铺床时，操作者身体靠近床沿　D. 先铺远侧，后铺近侧
   E. 下肢前后分开并降低重心

任务三 铺麻醉床

学习目标

1. 叙述铺麻醉床的目的。
2. 正确评估患者手术方式、麻醉方式。
3. 正确铺设麻醉床。

学习任务

患者王某,女性,71 岁。2 天前因风湿性关节炎收治骨科,今日上午行右膝关节置换术。患者既往有冠心病史 16 年,糖尿病史 14 年。

工作流程与活动

1. 接到任务,分析应准备铺设何种床单位(15 分钟)。
2. 评估床单位装置(5 分钟)。
3. 准备物品,按使用顺序进行叠放(5 分钟)。
4. 按照要求进行铺床并评价效果,叙述注意事项(15 分钟)。

活动一 接收工作任务、明确工作要求

学习目标

1. 能正确分析案例,找出问题。
2. 能针对案例准备相应的用物。
3. 能独立查阅相关资料解决此问题。

建议学时

建议学时为 15 分钟。

学习准备

教材《护理学基础》、笔、作业本。

学习过程

1 借助护理学基础理论分析案例中存在的问题。

② 在列举的问题中找出首优问题,并列出解决方法。

活动二 评估床单位环境

■ 学习目标 ■
1. 正确评估床单位环境。
2. 选择合适的时间进行床单位铺设。

■ 建议学时 ■
建议学时为5分钟。

■ 学习准备 ■
床单位、护理车、床上用品、笔、作业本。

■ 学习过程 ■
① 护生到床旁评估,要点包括环境、病床完整度、床单位装置完整度。

② 评估患者意识、诊断及病情。

③ 根据教材,在作业本上写出铺麻醉床步骤。

活动三 任务处理

■ 学习目标 ■
1. 能正确准备用物。

2. 能正确书写床单位铺设过程。
3. 能正确口述铺床目的与注意事项。

◪ 建议学时 ◪

建议学时为 5 分钟。

◪ 学习准备 ◪

教材《护理学基础》、笔、作业本。

◪ 学习过程 ◪

1　将需要使用的物品写出来，并按照使用先后顺序摆放。
___
___

2　整理着装，清洁双手为铺麻醉床做好准备。
___
___
___

活动四　铺 麻 醉 床

◪ 学习目标 ◪

1. 采用正确的方法进行床单位铺设。
2. 正确评价病室及床单位整洁度。
3. 口述铺床目的与注意事项。

◪ 建议学时 ◪

建议学时为 15 分钟。

◪ 学习准备 ◪

1. 床单位、护理车、笔、作业本。
2. 床上用品：大单、被套、棉胎或毛毯、枕套、枕芯、橡胶中单和中单（或一次性中单）各 2 条。
3. 麻醉护理盘：开口器、舌钳、压舌板、牙垫、治疗碗、镊子、吸氧管、吸痰导管、纱布。
4. 护理车上：血压计、听诊器、弯盘、棉签、胶布、手电筒、护理记录单。
5. 其他：输液架及其他特需物品。

◪ 学习过程 ◪

1　护生推护理车至床旁进行麻醉床铺设。
___
___

2 护生对照评分标准反思整个操作过程中存在的问题,完成操作后再次写出操作过程。

_____
_____

操作标准

铺麻醉床的操作标准如表 3-1 所示。

表 3-1　铺麻醉床操作评分标准(满分 100 分)

程序	规范项目	分值	评分标准	扣分
操作前准备(13分)	1. 仪表端庄,着装整洁	2	一处不符合要求扣1分	
	2. 评估 (1) 患者的诊断、病情 (2) 患者的手术部位和麻醉方式 (3) 患者术后需要抢救或治疗的物品,性能完好 (4) 床单位设施性能完好	5	未评估扣4分;评估不全一项扣2分	
	3. 洗手,戴口罩	2	一处不符合要求扣1分	
	4. 用物 (1) 常规用物:护理车、棉被、枕芯、被套、大单、枕套、一次性中单、免洗手消毒液、心电监护仪、护理记录单、笔。必要时备吸痰器、气垫、热水袋、毛毯等 (2) 麻醉护理盘:开口器、舌钳、压舌板、输氧装置、吸痰管、通气导管、牙垫、纱布、治疗碗、胶布、平镊、手电筒	4	少一件或一件不符合要求扣1分	
操作流程(67分)	1. 推车至床尾正中 2. 移床旁桌 3. 检查床垫,必要时翻转床垫与床头对齐	6	一处不符合要求扣1分	
	4. 铺大单:将大单中线对齐床中线,分别向床头、床尾散开,将大单向护士近侧,远侧散开	4	一处不符合要求扣1分	
	5. 铺床头:一只手将床头的床垫托起;另一只手伸过床中线将大单塞于床垫下	2	一处不符合要求扣1分	
	6. 铺床角:右手在距床头 30 cm 将大单边缘向上提起,使其同床垂直,呈一等边三角形;以床沿为界,将三角形分为两半;上半三角形暂时覆盖于床上,将下半三角形平铺地塞于床垫下	3	一处不符合要求扣1分	
	7. 护士移至床尾,拉紧大单,同法铺床尾	5	一处不符合要求扣1分	
	8. 拉紧大单中部,双手掌心向上,平塞于床垫下	2	一处不符合要求扣1分	

(续表)

程序	规范项目	分值	评分标准	扣分
	9. 转至对侧同法铺对侧床头、床尾及床中部	12	大单不拉平、塞紧各扣2分；中线偏离扣2分；一处不符合要求扣1分	
	10. 铺中单：一次性中单2张先后铺床中下部、床头部，近侧中单边缘平塞于床垫下；同法铺对侧	4	一处不符合要求扣1分	
	11. 套被套：被套中线与床中线对齐，被套面向外平铺床上，被套侧面开口端上层打开1/3	2	一处不符合要求扣1分	
	12. 棉被放置被套开口处，拉棉被上缘到被套内，充实四角平铺于被套内	5	一处不符合要求扣1分	
	13. 被套系带	2	一处不符合要求扣1分	
	14. 内折近侧被齐床边缘，床尾平整	2	一处不符合要求扣1分	
	15. 转至对侧同法折对侧被	2	一处不符合要求扣1分	
	16. 内折床尾被套齐床尾	2	盖被两侧及尾端折叠不好各扣1分，不平整扣1分	
	17. 近门侧盖被向背门侧呈扇形3折叠于对侧床边，开口处向门	2	一处不符合要求扣1分	
	18. 套枕套：枕套套于枕芯外，四角充实，横立于床头	4	枕头放置不当扣2分；一处不符合要求扣1分	
	19. 桌椅归位整齐，不妨碍搬移患者回病床	2	一处不符合要求扣1分	
	20. 麻醉护理盘置床旁桌上	2	一处不符合要求扣1分	
	21. 准备并检查抢救物品，放置合理，性能完好	2	一处不符合要求扣1分	
	22. 洗手	2	一处不符合要求扣1分	
操作后评价（14分）	1. 各单中线正，平整、紧扎，四角美观	3	一处不符合要求扣1分	
	2. 铺床过程中能正确使用节力原则	3	一处不符合要求扣1分	
	3. 中单按需放置，急救物品放置合理	3	一处不符合要求扣1分	
	4. 全过程动作熟练、规范，符合操作原则	5	一处不符合要求酌情扣1~2分	

(续表)

程序	规范项目	分值	评分标准	扣分
回答问题（6分）	1. 目的 （1）便于接收和护理麻醉手术后的患者 （2）使患者安全、舒适、预防并发症 （3）避免床上用物被污染，便于更换 2. 注意事项 （1）注意床单位整齐、美观、平整、无褶皱 （2）同室患者进食或治疗时暂停铺床 （3）操作者应用节力原则 （4）术后患者的护理用物齐全，性能完好	6	一项内容回答不全或回答错误扣0.5分	

评价标准

按照表3-2对护生的操作进行总体评价。

表3-2 铺备用床操作评价表

工作流程	项目分值	项目	自评扣分ABCD	小组评扣分ABCD	教师评扣分ABCD
用物准备（20分）	5	正确准备用物，无漏项			
	15	准备物品顺序无错漏			
铺麻醉床（45分）	5	评估环境正确			
	5	用物准备齐全			
	10	操作时遵循节力原则			
	10	操作过程流畅，未影响患者治疗和护理活动			
	5	操作顺序正确			
	10	能正确口述注意事项			
学习能力（35分）	5	按时完成			
	5	团队合作			
	5	关爱患者			
	5	职业防护意识			
	5	操作熟练流畅			
	5	护患沟通			
	5	知识运用			
总分	100				

注：A级:完成任务质量达到该项目的90%～100%；B级:完成任务质量达到该项目的80%～89%；C级:完成任务质量达到该项目的60%～79%；D级:完成任务质量小于该项目的60%；总分按各级最高等级计算。

目标检测

一、选择题

患儿张某,男性,7岁,诊断为疝气,利用暑假入院治疗。在全麻下施行手术即将返回病区,下列准备工作中哪项不妥?(　　)

A. 铺麻醉床　　　　　　　　　　B. 准备麻醉护理盘用物

C. 备输液架,电动吸引器　　　　　D. 备氧气

E. 备热水袋

二、填空题

麻醉床的目的是便于接受和护理_____的患者,保护被褥不被_____或_____污染,使患儿安全、舒适、预防_____。

任务四 运送患者法

学习目标

1. 叙述运送患者的几种方法。
2. 正确评估患者需要使用的运送方法。
3. 正确运送患者。

学习任务

患者王某,男性,21岁(54 kg)。自述在擦玻璃窗时从高3 m的窗台坠落,小腿、腰部及骶尾部疼痛。入院检查:患者意识清醒,生命体征平稳,小腿骨折,怀疑腰骶骨折,需做CT检查。

1. 采用什么方法运送患者?
2. 运送时应注意什么?

工作流程与活动

1. 接到任务,分析案例中的问题(15分钟)。
2. 准备用物,根据患者病情选择运送方式(5分钟)。
3. 评估患者后做出运送患者方法的选择(5分钟)。
4. 使用所学知识运送患者,叙述注意事项(15分钟)。

活动一　接收工作任务、明确工作要求

学习目标

1. 能正确分析案例,找出问题。
2. 能针对案例准备相应的用物。
3. 能独立查阅相关资料解决此问题。

建议学时

建议学时为15分钟。

学习准备

教材《护理学基础》、笔、作业本。

任务四 运送患者法

学习过程

1. 借助《护理学基础》理论分析案例中患者存在的主要护理问题。

   _____
   _____
   _____

2. 在列举的问题中找出首优问题,并列出解决方法。

   _____
   _____
   _____

活动二 评 估

学习目标

1. 正确评估患者病情。
2. 选择合适的运送工具。
3. 选择合适的保护工具。

建议学时

建议学时为 5 分钟。

学习准备

1. 笔、作业本。
2. 运送工具:轮椅、平车。
3. 保护工具:盖被、枕头。

学习过程

1. 护生评估患者病情,选择合适的运送工具,并写在作业本上。

   _____
   _____
   _____

2. 评估患者意识、配合程度,思考如何选择合适的转移方式,如何选择将患者安全移至运送工具。

   _____
   _____
   _____

3. 根据教材内容,在作业本上写出运送患者的步骤。

   _____
   _____
   _____

活动三　任务处理

◪ 学习目标 ◪

1. 能正确准备用物。
2. 能正确选择运送方式。
3. 能正确叙述运送患者的要点和注意事项。

◪ 建议学时 ◪

建议学时为 5 分钟。

◪ 学习准备 ◪

1. 笔、作业本。
2. 运送工具：轮椅、平车。
3. 保护工具：盖被、枕头。

◪ 学习过程 ◪

1　根据患者病情正确准备运送工具。
_____
_____
_____

2　整理着装，使用正确的方式将患者移至运送工具上。
_____
_____
_____

活动四　运送患者法

◪ 学习目标 ◪

1. 能正确运送患者。
2. 能正确实施相应的保护措施。
3. 能正确叙述运送患者的要点和注意事项。

◪ 建议学时 ◪

建议学时为 15 分钟。

◪ 学习准备 ◪

1. 床单位、床旁桌、护理车、笔、作业本。
2. 用物准备：平车或轮椅、带套棉被或毛毯，骨折患者应准备木板，颈部骨折患者应准备帆布中单或布中单、别针、软枕。

◘ 学习过程 ◘

1. 护生推用物至患者身旁,完成患者的转运。

___

___

___

2. 护生对照评分标准反思整个操作过程中存在的问题,操作完成后具体写出操作过程。

___

___

___

◘ 操作标准 ◘

平车运送患者的操作标准如表4-1所示。

表4-1 平车运送患者的操作评分标准(满分100分)

程序	规范项目	分值	评分标准	扣分
操作前准备（20分）	1. 仪表端庄,着装整洁	2	一处不符合要求扣1分	
	2. 评估 (1) 了解患者病情、意识状态、肢体肌力、配合能力 (2) 了解患者有无约束、各种管路情况 (3) 向清醒患者解释操作目的,取得配合	10	未评估扣4分;评估不全一项扣2分;未解释扣2分	
	3. 洗手,戴口罩	2	一处不符合要求扣1分	
	4. 准备用物:平车,必要时准备中单(大浴巾或过床易)。根据患者情况选择适当的移动方法	6	少一件或一件不符合要求扣1分	
操作流程（60分）	1. 携用物至患者床旁,核对床号、姓名	3	不核对扣3分;核对不全一处扣1分	
	2. 告知患者移动方法及配合的注意事项	3	未告知扣3分;解释不全扣1分	
	3. 操作步骤 (1) 挪动法:适用于能在床上配合动作者。① 移开床旁桌、椅,松开盖被;② 帮助患者移向床边;③ 平车与床平行并紧靠床边,将盖被平铺于平车上;④ 护士抵住平车,帮助患者按上身、臀部、下肢的顺序向平车挪动(从平车移回床上时,先协助患者移动下肢、臀部,再移动上身);⑤ 为患者盖好被,使患者舒适 (2) 一人法:适用于儿科患者或者体重较轻的患者。① 将平车推至床尾,使平车头端与床尾成钝角,固定平车;② 松开盖被,协助患者穿衣;③ 将盖被铺于	50	一处不符合要求扣5分	

(续表)

程序	规范项目	分值	评分标准	扣分
	平车上,患者移至床边;④协助患者屈膝,一臂自患者腋下伸至肩部外侧,一臂伸入患者大腿下;⑤将患者双臂交叉于搬运者颈后,托起患者移步转身;⑥将患者轻放于平车上,为患者盖被 (3) 两人法:适用于不能自行活动或体重较重者。①车推至床尾,使平车头端与床尾成钝角,固定平车;②松开盖被,协助患者穿衣,将盖被平铺于平车上;③二人站于床同侧,将患者移至床边;④一名护士一手托住患者颈肩部,另一手托住患者腰部;⑤另一名护士一手托住患者臀部,另一手托住患者,使其身体稍向护士倾斜;⑥护士同时合力,抬起患者移步转向平车;将患者轻放于平车上;⑦为患者盖被 (4) 三人搬运法:适用于不能自行活动或体重较重者。①将平车推至床尾,使平车头端与床尾成钝角,固定平车;②松开盖被,协助患者穿衣,将盖被平铺于平车上;③三人站于床同侧,将患者移至床边;④一名护士托住患者头、肩胛部;⑤另一名护士托住患者背部、臀部;⑥第三名护士托住患者腘窝、小腿部;⑦三人同时抬起,使患者身体稍向护士倾斜;⑧同时移步转向平车,将患者轻放于平车上,并为其盖被 (5) 四人法:适用于病情危重或颈腰椎骨折患者。①移开床旁桌、椅,推平车与床平行并紧靠床边;②在患者腰、臀下铺中单;③一名护士站于床头,托住患者头及颈肩部;④第二名护士站于床尾,托住患者两腿;⑤第三名护士和第四名护士分别站于床及平车两侧,紧握中单四角;⑥四人合力同时抬起患者,轻放于平车上,并为其盖好被子;⑦患者从平车返回病床时,则反向移动 (6) "过床易"使用法:适用于不能自行活动的患者。①移开床旁桌、椅,推平车与床平行并紧靠床边;②平车与病床处于同一水平,固定平车;③护士分别站于平车与床的两侧并抵住,站于床侧护士协助患者向床侧翻身;④将"过床易"平放在患者身下 1/3 或 1/4,向斜上方 45°轻推患者;⑤站于车侧护士,向斜上方 45°轻拉协助患者移向平车;⑥待患者移上平车后,协助其向车侧翻身,将"过床易"从其身下取出	50	一处不符合要求扣 5 分	

（续表）

程序	规范项目	分值	评分标准	扣分
	4. 稳妥安置患者,取舒适卧位,并感谢患者的合作	2	一处不符合要求扣1分	
	5. 洗手	2	未洗手扣2分	
操作后评价（15分）	1. 按消毒技术规范要求分类整理使用后的物品	3	一处不符合要求扣1分	
	2. 正确指导患者：告知其目的和方法，以取得其配合	5	未指导扣5分；指导不全一处扣2分	
	3. 语言通俗易懂，态度和蔼，沟通有效	2	态度语言不符合要求各扣1分；沟通无效扣2分	
	4. 全过程动作熟练、规范，符合操作原则	5	一处不符合要求酌情扣1～2分	
回答问题（5分）	1. 目的：运送不能下床的患者 2. 注意事项 （1）搬运患者时动作轻稳，协调一致，确保患者安全、舒适 （2）尽量使患者靠近搬运者，以符合节力原则 （3）将患者头部置于平车的大轮端，以减轻颠簸与不适 （4）推车时车速适宜。护士站于患者头侧，以观察病情，下坡时应使患者头部在高处一端 （5）对骨折患者，应在平车上垫木板，并固定好骨折部位再搬运 （6）在搬运患者过程中保证输液和引流的通畅	5	一处回答不全扣0.5分	

评价标准

按照表4-2对护生的操作进行总体评价。

表4-2 平车运送患者操作评价表

工作流程	项目分值	项 目	自评扣分 ABCD	小组评扣分 ABCD	教师评扣分 ABCD
用物准备（20分）	5	正确准备用物，无漏项			
	15	准备物品顺序无错漏			
转运患者（45分）	5	评估环境正确			
	5	用物准备齐全			
	10	操作时遵循节力原则			

(续表)

工作流程	项目分值	项 目	自评扣分 ABCD	小组评扣分 ABCD	教师评扣分 ABCD
	10	操作过程流畅,未影响患者治疗和护理活动			
	5	操作顺序正确			
	10	能正确口述注意事项			
学习能力(35分)	5	按时完成			
	5	团队合作			
	5	关爱患者,安全意识			
	5	职业防护意识			
	5	操作熟练流畅			
	5	护患沟通			
	5	知识运用			
总分	100				

注：A级：完成任务质量达到该项目的90%～100%；B级：完成任务质量达到该项目的80%～89%；C级：完成任务质量达到该项目的60%～79%；D级：完成任务质量小于该项目的60%；总分按各级最高等级计算。

目标检测

一、选择题

1. 平车护送患者入院时,下列哪项是错误的？（　　）
   A. 上下坡时,患者头部位于车前端
   B. 护送患者时动作轻稳,使者安全、舒适
   C. 骨折患者平车上垫木板
   D. 继续输液防止针头阻塞或脱落
   E. 意识障碍的患者必须有护士在旁守护

2. 单人搬运患者,平车放置的适宜位置是（　　）。
   A. 平车与床平行　　　　　　　　B. 平车头端与床尾呈钝角
   C. 平车头端与床头呈钝角　　　　D. 平车尾端与床尾呈钝角
   E. 平车尾端与床头呈钝角

3. 用平车运送输液患者最重要的是（　　）。
   A. 上坡头在前　　　　　　　　　B. 下坡头在后
   C. 不可用车撞门　　　　　　　　D. 做好穿刺处的固定,防止针头脱出
   E. 使患者躺卧平车中间

4. 护士协助患者向平车挪动时正确的顺序为（　　）。
   A. 上半身、臀部、下肢　　　　　B. 上半身、下肢、臀部
   C. 下肢、臀部、上半身　　　　　D. 臀部、上半身、下肢
   E. 臀部、下肢、上半身

任务四 运送患者法

二、填空题

1. 平车运送患者时,上下坡时,患者头部在_____一端;若车有大小轮,患者头部应卧于_____端;车速要适宜,确保患者_____,冬季注意_____;骨折患者,车上需_____;有输液者,需_____。
2. 搬运患者时动作应_____、_____,使患者身体靠近_____,以达到省力的目的。

任务五 体 位

学习目标

1. 叙述常用的体位及适用范围。
2. 正确评估患者的体位需求。
3. 给患者正确摆放体位。

学习任务

夜间急诊接收了一名主诉剧烈腹痛 1 小时,同时伴有频繁恶心呕吐的 30 岁男性患者。经过医生查体及辅助检查,诊断为急性阑尾炎合并穿孔,随即在硬膜外麻醉下行阑尾切除术。手术顺利,术后回普外科病房。

1. 患者回病房后护士应给其采取什么体位?
2. 术后第 2 天患者主诉切口处疼痛,体温为 38.2℃,此时护士需为患者安置什么体位?

工作流程与活动

1. 接到任务,分析案例中的问题(15 分钟)。
2. 分析患者病情讨论常用卧位(5 分钟)。
3. 评估患者后按照要求给患者摆放体位(5 分钟)。
4. 口述各类体位的适用范围(15 分钟)。

活动一　接收工作任务、明确工作要求

学习目标

1. 能正确分析案例,找出问题。
2. 能针对案例提出相应的护理问题。
3. 能独立查阅相关资料解决此问题。

建议学时

建议学时为 15 分钟。

学习准备

教材《护理学基础》、笔、作业本。

◼ 学习过程 ◼

1 借助教材中理论知识分析案例患者存在的主要护理问题。
   _____
   _____
   _____

2 在列举的问题中找出首优问题,并列出解决方法。
   _____
   _____
   _____
   _____

活动二　评 估 患 者

◼ 学习目标 ◼

1. 正确评估患者的病情。
2. 选择正确的体位,保证患者病情不受影响。

◼ 建议学时 ◼

建议学时为 5 分钟。

◼ 学习准备 ◼

床单位、护理车、床上用品、笔、作业本。

◼ 学习过程 ◼

1 护生到床旁进行评估,要点包括患者病情、伤口、管道等。
   _____
   _____
   _____

2 评估患者意识、诊断、病情。
   _____
   _____
   _____

3 根据教科书,在作业本上写出给患者摆放体位的姿势。
   _____
   _____
   _____

活动三 任务处理

◪ 学习目标 ◪

1. 能正确叙述患者的体位需求。
2. 能正确进行体位摆放。
3. 能正确叙述体位摆放的姿势和注意事项。

◪ 建议学时 ◪

建议学时为5分钟。

◪ 学习准备 ◪

教材《护理学基础》、笔、作业本。

◪ 学习过程 ◪

1 分析患者的体位需求，准确找出合适体位。
___
___
___

2 根据患者病情的需求，写出所需体位适用范围。
___
___
___

活动四 体位变更操作

◪ 学习目标 ◪

1. 正确更换患者体位。
2. 正确评价患者病情和体位舒适度。
3. 口述变换体位的目的和注意事项。

◪ 建议学时 ◪

建议学时为15分钟。

◪ 学习准备 ◪

床单位、护理车、床上用品、笔、作业本。

◪ 学习过程 ◪

1 护生到床边评估患者后，须协助其完成体位更换。
___

❷ 护生对照评分标准反思整个操作过程中存在的问题,操作后写出操作过程。

操作标准

体位摆放的操作标准如表 5-1 所示。

表 5-1 体位摆放评分标准(满分 100 分)

项目	内 容	得分	评 分 标 准	扣分
仪表 (5 分)	仪表端庄,服装整洁	5	一处不符合要求扣 1 分	
评估 (20 分)	1. 了解患者病情、意识状态:是否有颅骨牵引、脊柱损伤、脊椎及髋关节手术,以及患者的语言沟通能力、活动能力等	5	未评估扣 5 分;评估不全一项扣 2 分	
	2. 对清醒患者解释翻身目的、方法、配合要点,取得合作	5	一处不符合要求扣 1 分	
	3. 若患者有损伤,观察其损伤部位,伤口情况和管路情况:损伤位置及严重程度,伤口大小,各种管路是否通畅和妥善固定等	5	一处不符合要求扣 1 分	
	4. 评估患者受压部位皮肤情况:有无压疮或压疮分级	5	不符合要求扣 3 分	
操作前 (10 分)	1. 个人准备:修剪指甲,洗净双手,戴口罩	5	不符合要求扣 3 分	
	2. 人员准备:视患者体重、病情、需要更换的体位而定,如患者有颈椎损伤时操作者需 3 人,无颈椎损伤时可由 2 人操作	2	一处不符合要求扣 2 分	
	3. 物品准备:根据病情准备好软枕等物品	3	一处不符合要求扣 2 分	
操作中 (50 分)	1. 核对患者床号、姓名、诊断,告知患者及家属更换体位的目的和方法,告诉患者操作过程中的配合要点及注意事项,固定床脚轮	5	未评估扣 5 分;评估不全一处扣 3 分	
	2. 移去枕头,松开被尾,将各种引流管、输液装置放置妥当,必要时将盖被折叠于床侧或床尾	5	一处不符合要求扣 2 分	

(续表)

项目	内　　容	得分	评 分 标 准	扣分
	3. 操作步骤 (1) 协助患者移向床头 方法： ● 一人法：①协助患者取仰卧屈膝位,双手握住床头栏杆,也可搭在护士肩部或抓住床沿;②护士靠近床侧,两腿适当分开,一手托住患者肩背部,另一手托住臀部;③护士在托起患者的同时,嘱患者两脚蹬床面,挺身上移 ● 两人法：①协助患者取仰卧屈膝位;②护士两人分别站于床的两侧,交叉托住患者颈、肩部和臀部,或一人托住颈、肩部及腰部,另一人托住臀部及腘窝部,两人同时抬起患者移向床头 (2) 协助患者翻身侧卧 方法： ● 一人法：①将患者肩部、臀部移向护士侧床沿,再将患者双下肢移近护士侧床沿,协助或嘱患者屈膝;②护士一手托肩,一手扶膝部,轻轻将患者转向对侧,使其背向护士 ● 两人法：①两名护士站在床的同一侧,一手托住患者颈、肩部和腰部;另一人托住臀部和腘窝部,同时将患者稍抬起移向近侧;②两人分别托扶患者的肩、腰部和臀、膝部,轻轻将患者转向对侧 ● 轴线翻身法：①患者有颈椎损伤时:3名护士站于患者同侧,将患者平移至操作者同侧床旁,一名操作者固定患者头部,沿纵轴向上略加牵引,使头、颈随躯干一起缓慢移动;第二操作者将双手分别置于肩部、腰部;第三操作者将双手分别置于腰部、臀部,使头、颈、肩、腰、髋保持在同一水平线上,翻转时保持脊柱平直至侧卧位,翻身角度不超过60°;②当患者无颈椎损伤时,可由两位操作者完成轴线翻身	30	一处不符合要求扣2分	
	4. 更换体位时注意观察受压部位的皮肤情况,更换体位后头部放好枕头,侧卧位者再将一软枕放于患者背部支持身体;另一软枕放于两膝之间并使双膝呈自然弯曲状,确保患者安全,必要时加床档	5	一处不符合要求扣1分	
	5. 盖被,整理好床单位,询问患者卧位是否舒适等感受,并感谢其合作	5	未指导扣5分;指导不全一处扣2分	

(续表)

项目	内容	得分	评分标准	扣分
操作后（10分）	1. 清洗双手	5	态度、语言不符合要求各扣1分；沟通无效扣2分	
	2. 在护理记录单上记录更换卧位的日期、时间、受压部位皮肤情况、患者的反应等，并签全名	5	一处不符合要求酌情扣1～2分	
提问（5分）	1. 咯血患者的卧位 2. 急性左心衰患者的卧位 3. 髋关节置换术患者的卧位 4. 截石卧位适用于什么类型患者 5. 俯卧位适用于什么类型患者	5	回答不全或回答错误扣0.5分	

评价标准

按照表5-2对护生的操作进行整体评价。

表5-2 体位摆放操作评价表

工作流程	项目分值	项目	自评扣分 ABCD	小组评扣分 ABCD	教师评扣分 ABCD
用物准备（20分）	5	正确准备用物，无漏项			
	15	准备物品顺序无错漏			
更换体位（45分）	5	评估环境正确			
	5	用物准备齐全			
	10	操作时遵循节力原则			
	10	操作过程流畅，未影响患者治疗和护理活动			
	5	操作顺序正确，必要时有安全防范措施			
	10	能正确口述注意事项			
学习能力（35分）	5	按时完成			
	5	团队合作			
	5	关爱患者			
	5	职业防护意识			
	5	操作熟练流畅			
	5	护患沟通			
	5	知识运用			
总分	100				

注：A级：完成任务质量达到该项目的90%～100%；B级：完成任务质量达到该项目的80%～89%；C级：完成任务质量达到该项目的60%～79%；D级：完成任务质量小于该项目的60%；总分按各级最高等级计算。

目标检测

一、选择题

1. 下列无需使用护具的患者是(　　)。
   A. 昏迷　　　　　　　　　　B. 骨折
   C. 躁动　　　　　　　　　　D. 幼儿
   E. 谵妄

2. 长期卧床患者易引发并发症不包括下列哪项？(　　)
   A. 肌肉萎缩　　　　　　　　B. 静脉血栓
   C. 压疮　　　　　　　　　　D. 坠积性肺炎
   E. 腹泻

3. 下列叙述中不正确的是(　　)。
   A. 端坐位时,床头支架将床头抬高 70°～80°
   B. 半坐卧位时,应抬高床头支架成 30°～50°
   C. 头低足高位,床尾应垫高 15～30 m
   D. 头高足底位,床头应垫高 15～30 m
   E. 中凹位时,应抬高患者头胸部约 30°,抬高下肢约 20°

4. 护士单人为患者翻身侧卧,下列操作不正确的是(　　)。
   A. 将患者两手放于腹部,两腿屈膝
   B. 依次将患者上半身,下半身移至近侧
   C. 护士两手分别扶肩、膝部轻推患者转向对侧
   D. 按侧卧位安置患者并放软枕
   E. 护士双脚并拢,上身直立,符合节力原则

任务六 七步洗手法

学习目标

1. 叙述洗手的目的。
2. 正确掌握七步洗手法的操作。
3. 能叙述七步洗手法的注意事项。

学习任务

患者来某,男性,28岁,车祸急诊入院。经查体患者四肢及面部有皮外伤,生命体征平稳。为患者进行伤口清理前应做哪些准备?

工作流程与活动

1. 接到任务,分析案例中存在的护理问题(15分钟)。
2. 正确评估操作环境(5分钟)。
3. 正确评估患者病情,准备用物(5分钟)。
4. 完成操作,并口述七步洗手法的注意事项(15分钟)。

活动一　接收工作任务、明确工作要求

学习目标

1. 能正确分析案例,找出问题。
2. 能针对案例准备相应的用物。
3. 能独立查阅相关资料,并列出解决方法。

建议学时

建议学时为15分钟。

学习准备

教材《护理学基础》、笔、作业本。

学习过程

1 借助《护理学基础》理论分析案例中存在的问题。

②　在列举的问题中找出首优问题，并列出解决方法。

活动二　评估环境

❏ 学习目标 ❏

1. 正确评估操作环境。
2. 准备环境、用物。

❏ 建议学时 ❏

建议学时为 5 分钟。

❏ 学习准备 ❏

洗手液、风干装置或擦手巾纸、作业本。

❏ 学习过程 ❏

① 护生评估环境是否适合进行操作。

② 正确准备洗手用物。

③ 根据教材学习，在作业本上写出七步洗手的操作步骤。

活动三　任务处理

❏ 学习目标 ❏

1. 能正确准备用物。

2. 能正确口述注意事项。

建议学时
建议学时为 5 分钟。

学习准备
教材《护理学基础》、笔、作业本。

学习过程

1 在操作室进行用物准备。
_____
_____

2 整理着装,正确进行七步洗手法的操作准备。
_____
_____

活动四　七步洗手法

学习目标
1. 能独立完成七步洗手法的操作。
2. 能在操作时边做边口述操作流程。
3. 叙述七步洗手法的注意事项。

建议学时
建议学时为 15 分钟。

学习准备
流动洗手设备、洗手液、干手器或纸巾、消毒小毛巾。

学习过程

1 护生评估环境后,完成七步洗手法的操作步骤。
_____
_____

2 护生对照评分标准反思整个操作过程中存在的问题,再次写出操作流程。
_____
_____
_____

操作标准

七步洗手法的操作标准如表6-1所示。

表6-1　七步洗手法评分标准（满分100分）

程序	规 范 项 目	得分	评 分 标 准	扣分	得分
操作前准备（10分）	1. 仪表端庄，着装整洁	2	一处不符合要求扣1分		
	2. 用物准备：洗手液或肥皂，毛巾/纸巾/暖风吹手设备，流动自来水及水池设备，盛污物容器	8	少一件或一件不符合要求扣1分		
操作流程（70分）	1. 洗手前取下手表、卷袖过肘，用肘或适宜方法打开水龙头，湿润双手、取洁净肥皂或洗手液	7	一处不符合要求扣1分		
	2. 洗掌心：掌心对掌心搓擦使肥皂起沫	7	一处不符合要求扣1分		
	3. 洗手背：手指交错，掌心对手背搓擦，两手交替	7	漏洗一侧扣4分；一处不符合要求扣1分		
	4. 洗指缝：手指交错掌心对掌心搓擦	7	一处不符合要求扣1分		
	5. 洗指背：两手互握互搓指背，两手交替	7	漏洗一侧扣4分；一处不符合要求扣1分		
	6. 洗拇指：拇指在对侧掌心中转动搓擦，两手交替	7	漏洗一侧扣4分；一处不符合要求扣1分		
	7. 洗指尖：指尖在掌心中摩擦，双手交替	7	漏洗一侧扣4分；一处不符合要求扣1分		
	8. 洗手腕：两手互握互揉搓手腕	7	漏洗一侧扣4分；一处不符合要求扣1分		
	9. 流动水冲洗干净	5	未用流动水冲洗扣5分；有泡沫未冲洗干净酌情扣1～3分		
	10. 用毛巾/一次性纸巾/暖风吹手设备擦/吹干双手	4	未擦干双手扣2分；一处不符合要求扣1分		
	11. 如水龙头为手拧式开关，则应采用防止手部再污染的方法关闭水龙头	5	方法不当或手再次污染各扣2分		
操作后评价（15分）	1. 按消毒技术规范要求处理用物	5	一处不符合要求扣1分		
	2. 全过程动作熟练、规范，符合操作原则	10	一处不符合要求酌情扣1～5分		

(续表)

程序	规范项目	得分	评分标准	扣分	得分
回答问题（5分）	1. 目的：洗去污垢、皮屑及暂存细菌，减少将病原体带给患者、物品及个人的机会（每次护理患者前后、执行无菌操作时、取用清洁物品前及接触污物后） 2. 注意事项 （1）洗手时注意指尖、指缝、指关节等处的清洁 （2）洗手用的肥皂要保持干燥，洗手后可待其自然干燥，或用个人专用手巾、纸巾擦干，毛巾一用一消毒 （3）手未受到患者血液、体液等物质明显污染时，可以用速干手消毒剂消毒双手代替洗手	5	一项规范项目回答不全或回答错误扣0.5分		

▣ 评价标准 ▣

按照表6-2对护生的操作进行总体评价。

表6-2 七步洗手法操作评价表

工作流程	项目分值	项 目	自评扣分 ABCD	小组评扣分 ABCD	教师评扣分 ABCD
用物准备（20分）	5	正确准备用物，无漏项			
	15	准备物品顺序无错漏			
洗手（45分）	5	评估环境正确			
	5	用物准备齐全			
	10	操作时遵循节力原则			
	10	操作过程流畅			
	5	操作顺序正确			
	10	能正确口述每一步的注意事项			
学习能力（35分）	5	按时完成			
	5	团队合作			
	5	关爱患者			
	5	职业防护意识			
	5	操作熟练流畅			
	5	清洗彻底			
	5	工作服未被溅湿			
总分	100				

注：A级：完成任务质量达到该项目的90%～100%；B级：完成任务质量达到该项目的80%～89%；C级：完成任务质量达到该项目的60%～79%；D级：完成任务质量小于该项目的60%；总分按各级最高等级计算。

目标检测

一、选择题

1. 七步洗手法操作前,护士准备中下列正确的是(　　)。
   A. 修剪指甲　　　　　　　　　　　B. 不取下装饰物
   C. 着装不规范　　　　　　　　　　D. 不戴口罩
   E. 涂指甲油

2. 医护人员在以下哪种情况下可以不洗手?(　　)
   A. 上班更换衣服时　　　　　　　　B. 接触患者血液、体液和分泌物后
   C. 接触被传染性致病微生物污染的物品后　　D. 为传染病患者进行检查、治疗后
   E. 戴口罩前

3. 七步洗手法的顺序是(　　)。
   A. 大内立弓外夹腕　　　　　　　　B. 内夹外弓立大腕
   C. 腕弓内外夹立大　　　　　　　　D. 内外夹弓大立腕
   E. 外内夹弓大立腕

4. 七步洗手法中,每个部位揉搓时间至少是(　　)。
   A. 30秒　　　　　　　　　　　　　B. 20秒
   C. 15秒　　　　　　　　　　　　　D. 25秒
   E. 10秒

5. 七步洗手法操作环境的准备,不包括下列哪项?(　　)
   A. 温度适宜　　　　　　　　　　　B. 宽敞
   C. 整洁　　　　　　　　　　　　　D. 安全
   E. 干燥

二、填空题

1. 流水冲洗时,_____应低于_____,使污水流向_____,防止水流入衣袖,并避免溅湿工作服。

2. 洗手的目的是除去手上的_____及_____,避免污染_____或_____,防止感染和_____。

3. 摘除外科手套后,应用_____清洗双手。

4. 医务人员使用_____和_____洗手,去除手部皮肤污垢、碎屑和部分致病菌的过程称为洗手。

任务七 无菌技术

学习目标

1. 叙述无菌技术的概念。
2. 叙述无菌技术的操作原则。
3. 叙述无菌技术操作的注意事项。

学习任务

门诊换药室护士小年要为一位手臂烫伤的患者进行伤口换药,发现伤口部位周围轻度红肿,烫伤部位局部皮肤已破损,伴有少量脓性分泌物。小年为该患者准备了一个无菌换药包(内放置治疗碗2个、镊子2把、纱布2块、棉球数个),遵医嘱备好烫伤膏。小年如何操作才能确保无菌物品不被污染,以及换药时如何不加重患者的伤口感染?

工作流程与活动

1. 接到任务后,分析案例中存在的护理问题(15分钟)。
2. 正确评估操作环境(5分钟)。
3. 正确评估患者病情,准备用物(5分钟)。
4. 完成无菌技术操作,并叙述注意事项(15分钟)。

活动一 接收工作任务、明确工作要求

学习目标

1. 能正确分析案例,找出问题。
2. 能针对案例准备相应的用物。
3. 能独立查阅相关资料,并解决此问题。

建议学时

建议学时为15分钟。

学习准备

教材《护理学基础》、笔、作业本。

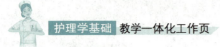

◼ 学习过程 ◼

1. 借助《护理学基础》理论,分析案例中存在的主要问题。

2. 在列举的问题中找出首优问题,并列出解决方法。

活动二 评估环境

◼ 学习目标 ◼

1. 正确评估操作环境。
2. 准备环境、用物。

◼ 建议学时 ◼

建议学时为 5 分钟。

◼ 学习准备 ◼

笔、作业本。

◼ 学习过程 ◼

1. 护生评估环境是否符合操作要求。

2. 思考如何正确准备操作用物,记录在作业本上。

3. 根据教材学习,在作业本上写出七步洗手的步骤。

任务七 无菌技术

活动三 任务处理

◼ **学习目标**
1. 能正确准备用物。
2. 能正确书写无菌技术操作原则。
3. 能正确叙述注意事项。

◼ **建议学时**
建议学时为5分钟。

◼ **学习准备**
教材《护理学基础》、无菌托盘、治疗碗、无菌持物钳、无菌包、笔、作业本。

◼ **学习过程**

① 在操作室进行用物准备,按照方便使用的先后顺序摆放用物。
_____
_____
_____

② 整理着装,正确进行七步洗手操作步骤,戴口罩。
_____
_____
_____

活动四 无菌技术操作

◼ **学习目标**
1. 能独立完成无菌技术操作。
2. 能在操作时边做边口述操作流程。
3. 叙述无菌技术注意事项。

◼ **建议学时**
建议学时为15分钟。

◼ **学习准备**
教材《护理学基础》、无菌托盘、治疗碗、无菌持物钳、无菌包、无菌容器、无菌溶液、棉球、外科手套2副、笔、作业本。

◼ **学习过程**

① 护生根据案例,按照要求给患者完成伤口换药的操作用物准备。

2 护生对照评分标准反思整个操作过程中存在的问题,并写出操作过程。

> 操作标准

无菌技术的操作标准如表 7-1 所示。

表 7-1　无菌技术评分标准(满分 100 分)

程序	规 范 项 目	分值	评 分 标 准	扣分
操作前准备(20 分)	1. 仪表端庄,着装整洁	2	一处不符合要求各扣 1 分	
	2. 评估:环境、桌面是否清洁,适宜操作	8	未评估扣 8 分;评估不全一处扣 2 分	
	3. 洗手	4	不洗手扣 4 分;指甲长扣 2 分	
	4. 戴口罩	2	不戴口罩扣 2 分	
	5. 用物准备:治疗车上层:手消毒剂、治疗盘、无菌持物镊(干筒)、无菌治疗巾包、无菌治疗碗包、一次性外科手套、无菌溶液、无菌纱布罐、棉签、消毒剂、表、笔、标签、盛污物容器、必要时备启瓶器;治疗车下层:医疗垃圾桶、生活垃圾桶	4	少一件或一件不符合要求(无菌物品包外无标志)扣 1 分;无菌物品与非无菌物品混放一件扣 1 分	
操作流程(60 分)	1. 检查无菌持物钳包:名称、灭菌日期、化学指示带颜色变化情况,包布干燥、完整	4	不检查扣 3 分;检查漏一项扣 1 分	
	2. 打开持物钳包,自包布外角、两侧角、近侧角顺序打开,取出无菌持物钳筒,筒外注明开启日期、时间、签名	4	一处不符合要求扣 1 分	
	3. 取、放无菌持物钳时,钳端应闭合向下,用后立即放回容器内	3	一处不符合要求扣 1 分;污染一处扣 1 分	
	4. 检查无菌治疗巾包:名称、灭菌日期、化学指示带颜色变化情况,包布干燥、完整,将无菌治疗巾包放在桌面上,解开包布,自包布外角、两侧角、近侧角顺序打开	3	一处不符合要求扣 1 分;污染一处扣 1 分	
	5. 用无菌持物钳取出一块治疗巾放在治疗盘内,包内有剩余物品,则按原折痕包好,注明开包日期、时间、签名	3	一处不符合要求扣 1 分;污染一处扣 1 分;跨越无菌区一次扣 1 分	
	6. 铺无菌盘:双手捏住无菌巾上层两角的外面抖开,铺于治疗盘上,双手捏住两角展开双折铺于治疗盘上,上层扇形折叠,开口边向外	4	不检查扣 4 分;检查漏一项扣 1 分	
	7. 检查无菌治疗碗包名称、灭菌日期、化学指示胶带颜色变化情况,包布干燥、完整	3	开包方法不对扣 2 分;污染物品扣 4 分;污染无菌治疗盘扣 4 分	

（续表）

程序	规范项目	分值	评分标准	扣分
	8. 治疗碗包托在手中打开,另一手将包布四角抓住,将无菌治疗碗放于无菌治疗盘内	4	开包方法不对扣2分,污染物品扣3分;污染无菌治疗盘扣3分	
	9. 检查无菌容器名称、灭菌日期、化学指示胶带颜色变化情况,打开无菌容器盖,内面朝上或拿手中,用持物钳取出无菌纱布放入无菌盘内,手不可触及容器及容器的内面及边缘	5	一处不符合要求扣1分;污染一处扣1分	
	10. 打开容器时,避免手臂跨越容器上方	2	跨越一次扣2分	
	11. 用后立即盖严容器,记录开启日期、时间、签名	2	未立即盖上或未注明开启容器日期及时间、签名各扣1分	
	12. 取无菌溶液:核对标签上的药名、浓度、剂量、有效期等,检查瓶盖是否松动,瓶身有无裂缝,无菌溶液有无变质、沉淀、变色、浑浊等	3	漏检查一项扣1分;使用超过有效期溶液扣3分	
	13. 用棉签消毒瓶塞至瓶颈,用无菌持物钳取无菌纱布打开瓶盖,手持无菌溶液瓶,瓶签朝掌心,倒出少许溶液旋转冲洗瓶口,再由原处倒出适量溶液于无菌治疗碗内	2	瓶签不朝上扣1分;不冲洗瓶口或不消毒各扣2分	
	14. 盖好瓶盖,在瓶签上注明开瓶日期、时间、签名	2	污染瓶盖未消毒扣2分;瓶盖未盖好扣1分;不记录开瓶日期、时间、签名扣1分	
	15. 将治疗巾展开,盖住盘内物品,上下层边缘对齐。开口处向上反折两次,两侧边缘各向下反折一次,露出托盘边缘	3	边缘不对齐扣1分;未能一次盖好扣1分;不反折或反折不对各扣1分	
	16. 注明标签上的铺盘日期、时间、签名	3	未注明铺盘日期、时间、未签名各扣1分	
	17. 选择合适的一次性灭菌手套,检查包装、有效期、型号	2	漏检查一项各扣1分;手套不合适扣1分	
	18. 将手套外包装撕开,取出内包装放置于桌面上,打开手套内包装,捏住两只手套的翻折部分(手套内面),取出手套	2	取出手套时,方法不对扣1分;取手套污染扣2分	
	19. 将两只手套对好五指,先戴一只手,再用戴好手套的手插入另一手套翻折内面(手套外面),同法将手套戴好	2	戴手套方法不正确、戴不好各扣1分;未翻手套边扣在衣袖外面扣1分;撕破手套、污染手套外面各扣2分	
	20. 翻手套边扣套在衣袖外面,双手对合交叉检查,调整手套位置	2	一处不符合要求扣1分	
	21. 脱手套:一手捏住另一手套腕部外面,翻转脱下。再以脱下手套的手插入另一手套内,将其翻脱下	2	脱手套方法不对扣2分	

045

(续表)

程序	规范项目	分值	评分标准	扣分
操作后评价（12分）	1. 按消毒技术规范要求处理用物	2	一处不符合要求扣1分	
	2. 无菌观念强，物品摆放合理	5	一处不符合要求扣1分	
	3. 全过程动作熟练、规范，符合操作原则	5	一处不符合要求酌情扣1～2分	
回答问题（8分）	1. 口述无菌技术的注意事项 2. 列举5种无菌物品的有效期	8	一处不符合要求酌情扣1～2分	

评价标准

按照表7-2对护生的操作进行整体评价。

表7-2　无菌技术操作评价表

工作流程	项目分值	项　　目	自评扣分 ABCD	小组评扣分 ABCD	教师评扣分 ABCD
用物准备（20分）	5	正确准备用物，无漏项			
	15	准备物品顺序无错漏			
无菌技术（45分）	5	评估环境正确			
	5	用物准备齐全			
	10	操作时遵循节力原则，无菌观念强			
	10	操作过程流畅，未影响患者，受伤意识强			
	5	操作顺序正确			
	10	能正确口述注意事项			
学习能力（35分）	5	按时完成			
	5	团队合作			
	5	关爱患者			
	5	职业防护意识			
	5	操作熟练流畅			
	5	清洗彻底			
	5	工作服未被溅湿			
总分	100				

注：A级：完成任务质量达到该项目的90%～100%；B级：完成任务质量达到该项目的80%～89%；C级：完成任务质量达到该项目的60%～79%；D级：完成任务质量小于该项目的60%；总分按各级最高等级计算。

目标检测

一、选择题

1. 无菌包打开后有效期为（　　）。
   A. 48 小时　　B. 24 小时　　C. 12 小时　　D. 6 小时　　E. 4 小时

2. 打开无菌持物钳后，钳端应（　　）。
   A. 向上　　B. 向左　　C. 向右　　D. 向下　　E. 水平

3. 无菌容器打开后有效期为（　　）。
   A. 48 小时　　B. 24 小时　　C. 12 小时　　D. 6 小时　　E. 4 小时

4. 无菌治疗盘使用有效期为（　　）。
   A. 48 小时　　B. 24 小时　　C. 12 小时　　D. 6 小时　　E. 4 小时

5. 戴脱无菌手套时，以下哪项不正确？（　　）
   A. 戴好手套的手可以接触手套内侧
   B. 未戴手套的手不可以接触手套外侧
   C. 未戴手套的手可以接触手套内侧
   D. 戴好手套的手可以接触手套的外侧
   E. 捏住手套的内面提取手套

6. 铺无菌盘时，无菌巾应（　　）。
   A. 扇形双层折叠外展
   B. 扇形 3 层折叠外展
   C. 单层折叠外展
   D. 无需外展打开
   E. 扇形 3 层折叠外展单边无菌盘内

7. 无菌操作前应无人员走动并通风至少（　　）。
   A. 15 分钟　　B. 10 分钟　　C. 20 分钟　　D. 25 分钟　　E. 30 分钟

8. 倾倒无菌溶液时，溶液标签应（　　）。
   A. 朝向手心
   B. 背对手心
   C. 朝向无菌容器
   D. 撕掉标签
   E. 无所谓

二、填空题

1. 操作者在操作中应面向无菌区域，手臂保持在＿＿＿＿或＿＿＿＿以上，不可跨越无菌区域。操作时，不可面对无菌区＿＿＿＿、＿＿＿＿、＿＿＿＿。
2. 无菌物品一旦被取出，＿＿＿＿，也不可放回无菌容器内。
3. 无菌容器使用过程中，拿盖时，＿＿＿＿＿＿＿＿＿＿＿＿＿，防止污染盖的内面。
4. 脱手套时，应＿＿＿＿，避免＿＿＿＿，注意勿使手套＿＿＿＿接触到皮肤。
5. 无菌包内物品没使用完，应按原折痕包好，注明＿＿＿＿，限时＿＿＿＿有效。
6. 已倒出的溶液＿＿＿＿瓶内。

任务八 穿脱隔离衣

学习目标

1. 叙述穿脱隔离衣的目的。
2. 叙述穿脱隔离衣的流程。
3. 叙述穿脱隔离衣的注意事项。

学习任务

患者白某,男性,80岁,因呼吸衰竭收治于呼吸重症监护病房(RICU)。今晨耐药菌检验结果显示该患者感染铜绿假单胞菌,遵医嘱采取床边隔离措施。

工作流程与活动

1. 接到任务,分析案例中存在的护理问题(15分钟)。
2. 正确评估操作环境(5分钟)。
3. 正确评估患者病情,准备用物(5分钟)。
4. 完成穿脱隔离衣操作,并叙述注意事项(15分钟)。

活动一 接收工作任务、明确工作要求

学习目标

1. 能正确分析案例,找出问题。
2. 能针对案例准备相应的用物。
3. 能独立查阅相关资料,并解决问题。

建议学时

建议学时为15分钟。

学习准备

教材《护理学基础》、笔、作业本。

学习过程

1 借助《护理学基础》理论分析案例中存在的主要问题。

2 在列举的问题中找出首优问题,并列出解决方法。

活动二 评估环境

■ 学习目标 ■

1. 正确评估操作环境。
2. 准备环境、用物。

■ 建议学时 ■

建议学时为 5 分钟。

■ 学习准备 ■

笔、作业本。

■ 学习过程 ■

1 护生评估环境是否适合进行操作。

2 穿隔离衣前正确准备操作用物。

3 根据教材,在作业本上写出穿脱隔离衣的步骤。

活动三 任务处理

■ 学习目标 ■

1. 能正确准备用物。

2. 能正确书写穿脱隔离衣的流程。
3. 能正确叙述注意事项。

■ 建议学时 ■

建议学时为 5 分钟。

■ 学习准备 ■

教材《护理学基础》、笔、作业本。

■ 学习过程 ■

1. 在操作室进行用物准备。
   _____
   _____

2. 整理着装,正确进行七步洗手法及戴口罩,备齐用物到治疗车上并推车至病房门口。
   _____
   _____
   _____

活动四 穿脱隔离衣操作

■ 学习目标 ■

1. 能独立完成穿脱隔离衣操作。
2. 能在操作时边做边口述操作流程。
3. 口述穿脱隔离衣的注意事项。

■ 建议学时 ■

建议学时为 15 分钟。

■ 学习准备 ■

教材《护理学基础》、隔离衣、挂衣架、刷手或洗手设备、污物袋、笔、作业本。

■ 学习过程 ■

1. 护生按照要求穿隔离衣后,对患者进行治疗。
   _____
   _____
   _____

2. 治疗完毕按照要求完成脱隔离衣的实际操作。
   _____
   _____
   _____

任务八　穿脱隔离衣

3. 护生对照评分标准反思整个操作过程中存在的问题,并写出操作流程。
___
___
___

◆ 操作标准 ◆

穿脱隔离衣的操作标准如表8-1所示。

表8-1　穿脱隔离衣评分标准(满分100分)

程序	规范项目	得分	评分标准	扣分
操作前准备 (10分)	1. 仪表端庄,着装整洁	2	一处不符合要求扣1分	
	2. 洗手,戴口罩	4	不洗手扣4分	
	3. 用物准备:皂液/洗手液/手消毒液,隔离衣,挂衣架及铁夹,毛巾或纸巾,流动水及水池设备,盛污物容器	4	少一件或一件不符合要求扣1分	
操作流程 (70分)	1. 取下手表、卷袖过肘	2	一处不符合要求扣1分	
	2. 洗手,戴口罩	4	一处不符合要求扣2分	
	3. 戴圆帽及口罩	2	一处不符合要求扣1分	
	4. 穿隔离衣 (1) 手持衣领取下隔离衣,两手将衣领的两端向外折,使内面朝向操作者,并露出袖子内口	6	污染工作服扣3分;一处不符合要求扣1分	
	(2) 将左臂入袖,举起手臂,使衣袖上抖,用左手持衣领,同法穿右手衣袖	5	污染一处扣3分;一处不符合要求扣2分	
	(3) 两手持领子中央,沿着领边向后将领扣扣好	5	污染一处扣3分;一处不符合要求扣2分	
	(4) 扣袖口	2	漏扣一侧扣1分	
	(5) 解开腰带活结	2	未解腰带扣2分	
	(6) 将隔离衣的一边渐向前拉,直至触到边缘后用手捏住,同法捏住另一侧,两手在背后将两侧边缘对齐,向一侧折叠,以一手按住;另一手将腰带拉至背后压住折叠处,将腰带在背后交叉,再回到前面打一活结	8	污染一处扣2分;隔离衣内面外露扣3分;一处不符合要求扣2分	
	5. 脱隔离衣 (1) 洗手(无流动水时用手消毒液3～5 ml搓擦消毒双手)	5	方法不正确扣3分;一处不符合要求扣1分	
	(2) 解腰带,在前面打一活结	5	不打结扣5分;活结脱落、打死结各扣2分	
	(3) 解开两袖扣,在肘部将部分袖子塞入工作服衣袖下,使两手露出	3	污染一处扣3分;一处不符合要求各扣2分	

（续表）

程序	规范项目	得分	评分标准	扣分
	（4）第2次洗手（无流动水时用手消毒液3~5ml搓擦消毒双手）	4	方法不正确扣3分；一处不符合要求扣1分	
	（5）解衣领	3	不洗手解衣领，或不解衣领扣3分	
	（6）左手伸入右手袖口内拉下衣袖过手，再用衣袖遮住的右手在衣袖外面拉下左手衣袖过手，双手轮换握住袖子，手臂逐渐退出	4	污染一处扣3分；一处不符合要求扣2分	
	（7）一手自衣内握住肩缝，随即用另一手拉住衣领，使隔离衣外面向外两边对齐，挂在衣架上。不再穿的隔离衣将清洁面向外卷好，投入污衣桶	5	污染一处扣3分；一处不符合要求扣2分	
	（8）第3次洗手：流动水下用皂液/洗手液洗手，冲净，小毛巾或纸巾擦干双手	5	方法不正确扣3分；一处不符合要求扣1分	
操作后评价（15分）	1. 按消毒技术规范要求处理用后物品	5	一处不符合要求扣1分	
	2. 无菌观念强	5	一处不符合要求扣1分	
	3. 全过程动作熟练、规范，符合操作原则	5	一处不符合要求酌情扣1~5分	
回答问题（5分）	1. 目的：保护患者及工作人员，避免交叉感染及自身感染，防止病原体的传播 2. 注意事项 （1）穿隔离衣不得进入其他区域 （2）保持衣领清洁，扣领扣时袖口不可触及衣领、面部和帽子 （3）隔离衣每天更换，如有潮湿或污染，应立即更换 （4）隔离衣长短合适，有破损需及时修补 （5）隔离衣挂在半污染区，清洁面向外，如挂在污染区，则应污染面向外 （6）刷洗时腕部应低于肘部，避免污水倒流	5	一项规范项目回答不全或回答错误扣0.5分	

评价标准

按照表8-2对护生的操作进行整体评价。

表8-2 穿脱隔离衣操作评价表

工作流程	项目分值	项 目	自评扣分 ABCD	小组评扣分 ABCD	教师评扣分 ABCD
用物准备（20分）	5	正确准备用物，无漏项			
	15	准备物品顺序无错漏			

任务八 穿脱隔离衣

(续表)

工作流程	项目分值	项　　目	自评扣分 ABCD	小组评扣分 ABCD	教师评扣分 ABCD
穿脱隔离衣（45分）	5	评估环境正确			
	5	用物准备齐全			
	10	操作时遵循节力原则			
	10	操作过程流畅			
	5	操作顺序正确			
	10	能正确口述注意事项			
学习能力（35分）	5	按时完成			
	5	团队合作			
	5	关爱患者			
	5	职业防护意识			
	5	操作熟练流畅			
	5	清洗彻底			
	5	工作服未被污染			
总分	100				

注：A级:完成任务质量达到该项目的90%～100%;B级:完成任务质量达到该项目的80%～89%;C级:完成任务质量达到该项目的60%～79%;D级:完成任务质量小于该项目的60%;总分按各级最高等级计算。

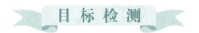

目标检测

选择题

1. 穿脱隔离衣时要避免污染的部位是(　　)。
    A. 腰带以上　　B. 袖口　　C. 胸前　　D. 衣领　　E. 背部
2. 穿脱隔离衣时,除了下列哪项外均应注意?(　　)
    A. 穿脱隔离衣时需将内面工作服完全遮盖
    B. 穿时避免接触清洁物品
    C. 系领时勿使衣袖触及衣领及工作服
    D. 在病区走廊挂隔离衣时,应注意污染面在外
    E. 穿隔离衣时,扣袖口时手开始污染
3. 隔离衣的更换周期应为(　　)。
    A. 每年　　B. 每天　　C. 每周　　D. 每季度　　E. 每月

任务九 口腔护理

学习目标

1. 叙述案例中患者的主要护理问题。
2. 正确转抄治疗单。
3. 严格执行无菌操作原则和查对制度。
4. 叙述口腔护理的目的。
5. 患者或家属了解口腔护理的目的、方法、注意事项及配合要点。
6. 叙述口腔护理的注意事项。

学习任务

患者张某,女性,75岁,与家人争吵时突然昏倒,意识不清,急诊入院诊断为脑梗死,右侧肢体偏瘫,生活不能自理。护士做体检时发现其口腔装有义齿,且口腔黏膜有1.0 cm×1.5 cm的溃疡。作为责任护士,请问口腔黏膜的溃疡如何处理?

工作流程与活动

1. 接到任务,查阅资料分析病例找出主要问题,列出护理措施(15分钟)。
2. 转抄并双人核对医嘱的内容(5分钟)。
3. 评估患者后按照要求进行口腔护理(15分钟)。
4. 给予患者护理并观察结果(5分钟)。

活动一 接收工作任务、明确工作要求

学习目标

1. 能正确分析病例找出患者面临的主要护理问题。
2. 能针对患者主要护理问题,提出有针对性的护理措施。
3. 能独立查阅相关资料,并解决问题。

建议学时

建议学时为15分钟。

◘ 学习准备 ◘

教材《护理学基础》和《五官科护理学》、笔、作业本。

◘ 学习过程 ◘

① 借助五官科护理中口腔组织结构相关知识及《护理学基础》理论,分析案例中患者存在的主要护理问题。

___

___

___

② 在列举的问题中找出首优问题,并列出主要护理措施。

___

___

___

活动二 接到医嘱并处理

◘ 学习目标 ◘

1. 能正确查看医嘱,理解医嘱规范项目。
2. 能正确转抄医嘱。
3. 能正确核对医嘱。

◘ 建议学时 ◘

建议学时为5分钟。

◘ 学习准备 ◘

准备好医嘱本和医嘱单(规范项目如表9-1和表9-2所示)、治疗单夹板、空白治疗单、笔、护士表。

表9-1 临时医嘱单

姓名 张×× 年龄 75 性别 女 科别 脑病科 床号 02 住院号 20200730

日期	时间	医嘱规范项目	医生	执行护士	执行时间
2020-07-30	08:00	血常规	李伟		
2020-07-30	08:00	CT 头颅平扫	李伟		
2020-07-30	10:00	口腔护理1次	李伟		

表 9-2 长期医嘱单

姓名 张×× 年龄 75 性别 女 科别 脑病科 床号 02 住院号 20200730

开始			签名		停止		签名	
日期	时间	医嘱	医生	护士	日期	时间	医生	护士
2020-07-30	08:00	按脑病科常规护理	李伟					
2020-07-30	08:00	Ⅰ级护理	李伟					
2020-07-30	08:00	半流质饮食	李伟					
2020-07-30	08:00	监测 T、P、R、Bp Q4h	李伟					
2020-07-30	08:00	半卧位	李伟					
2020-07-30	08:00	记录 24 小时出入液量	李伟					
2020-07-30	08:00	口腔护理 bid	李伟					
2020-07-30	11:00	左氧氟沙星注射液 250 ml ivgtt bid	李伟					

◆ 学习过程 ◆

1 将需要做口腔护理的医嘱规范项目正确转抄到治疗单上。
_____
_____

2 根据医嘱,双人核对治疗单,在核对过程中做到手到、眼到、口到。
_____
_____
_____

活动三 评估患者、准备操作用物

◆ 学习目标 ◆

1. 在评估中了解患者的病情、意识状况、配合程度。
2. 选择舒适体位,评估口腔内黏膜情况。
3. 了解患者用药史、过敏史和家族史,以及是否进餐。
4. 根据医嘱规范项目,按照要求准备口腔护理用物。

◆ 建议学时 ◆

建议学时为 15 分钟。

◆ 学习准备 ◆

1. 模拟患者、床单位、治疗桌、笔、作业本。

任务九 口腔护理

2. 治疗车上层:手消毒液,内铺清洁治疗巾的治疗盘内备:治疗碗两个(一个放置棉球、压舌板、弯血管钳、镊子;另一个盛温开水和放置吸水管),弯盘,无菌棉签,手电筒,盛污物容器,按需要准备开口器,外用药(如液体石蜡、冰硼散、制霉素、甘油等)浸湿棉球并点数量。

3. 治疗车下层:医疗垃圾桶、生活垃圾桶。

■ 学习过程 ■

1 护生携治疗单去患者床旁评估,要点包括其身体状况、药物过敏史,以及口腔内局部黏膜情况。

2 根据评估结果,在作业本上写出口腔护理操作顺序。

活动四　口腔护理操作

■ 学习目标 ■

1. 正确方法进行口腔护理。
2. 口腔护理后交代患者注意事项。
3. 正确查看护理结果。

■ 建议学时 ■

建议学时为5分钟。

■ 学习准备 ■

1. 模拟患者、床单位、治疗桌、笔、作业本。
2. 治疗车上层:手消毒液,内铺清洁治疗巾的治疗盘内备:治疗碗两个(一个放置棉球、压舌板、弯血管钳、镊子;另一个盛温开水和放置吸水管)、弯盘、无菌棉签、手电筒、盛污物容器,漱口溶液按需要准备开口器,漱口溶液外用药(如液体石蜡,冰硼散,制霉素,甘油等)浸湿棉球并点数量。
3. 治疗车下层:医疗垃圾桶、生活垃圾桶。

■ 学习过程 ■

1 护生推治疗车至患者床旁给患者进行口腔护理。

2 操作后评价,对照评分标准反思整个操作过程中存在的问题,完成操作后写出操作过程。

▣ 操作标准 ▣

口腔护理的操作标准如表9-3所示。

表9-3 口腔护理评分标准(满分100分)

程序	规 范 项 目	得分	评 分 标 准	扣分
操作前准备(20分)	1. 仪表端庄,着装整洁	2	一处不符合要求扣1分	
	2. 核对医嘱、治疗单(卡)	5	未核对扣5分;一处不符合要求扣1分	
	3. 评估 (1) 询问、了解患者身体状况,如意识、有无吞咽障碍 (2) 重点评估口腔情况,如有无义齿;口腔黏膜有无出血、溃疡等 (3) 解释操作的目的,取得患者配合	6	未评估扣4分;评估不全一项扣2分;未解释扣2分	
	4. 洗手,戴口罩	2	一处不符合要求扣1分	
	5. 用物准备:手消毒液,内铺清洁治疗巾的治疗盘内备:治疗碗两个(一个放置棉球、压舌板、弯血管钳、镊子;另一个盛温开水和吸水管),弯盘,无菌棉签,手电筒,盛污物容器,按需要准备开口器,外用药(如液体石蜡,冰硼散,制霉素,甘油等)浸湿棉球并点数量	5	少一件或一件不符合要求扣1分	
操作流程(60分)	1. 携用物至床旁,核对床号、姓名	3	不核对扣3分;核对不全一处扣1分	
	2. 告知患者配合方法,协助其侧卧位或面向护士	3	体位不舒适扣2分;一处不符合要求扣1分	
	3. 颌下铺治疗巾,弯盘放于口角旁(如有义齿先取下)	1	一处不符合要求扣1分	
	4. 湿润口唇、口角	1	口角干裂未湿润扣2分;未观察口腔情况扣2分;观察方法不正确扣2分	
	5. 协助并指导患者正确漱口(清醒的患者)	2	未漱口扣2分;未给予协助、未指导各扣1分	
	6. 压舌板撑开对侧颊部,弯血管钳夹取棉球由内向外纵向擦洗白齿至门齿,顺序为上牙外侧面、下牙外侧面	6	漏擦洗一处扣3分;擦洗方法不正确扣2分;一处不符合要求扣1分	

（续表）

程序	规范项目	得分	评分标准	扣分
	7. 同法擦洗另一外侧面	3	漏擦洗一处扣3分；擦洗方法不正确扣2分；一处不符合要求扣1分	
	8. 嘱患者张开上下齿，按顺序擦洗对侧牙齿上内侧→上咬合面→下内侧面→下咬合面	12	漏擦洗一处扣3分；擦洗方法不正确扣2分；一处不符合要求扣1分	
	9. 以弧形擦洗对侧颊部	3	漏擦洗一处扣3分；擦洗方法不正确扣2分；一处不符合要求扣1分	
	10. 同法擦洗另一侧	3	漏擦洗一处扣3分；擦洗方法不正确扣2分；一处不符合要求扣1分	
	11. 擦洗硬腭→舌面→舌下，注意勿触及咽部，以免引起恶心	9	漏擦洗一处扣3分；擦洗方法不正确扣2分；一处不符合要求扣1分	
	12. 协助并指导患者漱口	2	未漱口扣2分；未给予协助、未指导各扣1分	
	13. 擦净口周围及口唇	1	一处不符合要求扣1分	
	14. 询问患者对操作的感受，用手电观察口腔情况，如是否擦洗干净、有无棉球遗留、有无出血、溃疡等情况），必要时给予口腔用药	4	未评估扣4分；方法不正确扣2分；一处不符合要求扣1分	
	15. 清点棉球数量	1	未清点扣1分	
	16. 撤去弯盘和治疗巾	1	一处不符合要求扣1分	
	17. 协助患者取舒适体位，整理床单位，致谢	2	一处不符合要求扣1分	
	18. 洗手	1	未洗手扣1分	
	19. 记录	2	未记录扣2分；记录不符合要求一处扣1分	
操作后评价（15分）	1. 按消毒技术规范要求分类整理使用后物品	3	一处不符合要求扣1分	
	2. 正确指导患者 (1) 告知患者在操作过程中的配合事项 (2) 正确的漱口方法，避免呛咳或者误吸	5	未给予指导扣5分；指导不全一处扣1分	
	3. 语言通俗易懂，态度和蔼，沟通有效	2	态度语言不符合要求各扣1分；沟通无效扣2分	
	4. 全过程动作熟练、规范，符合操作原则	5	一处不符合要求酌情扣1~2分	

(续表)

程序	规范项目	得分	评分标准	扣分
回答问题（5分）	1. 目的 (1) 保持口腔及牙齿清洁,消除口臭 (2) 预防口腔感染,防止并发症 (3) 观察口腔黏膜和舌苔有无异常,便于了解病情变化 2. 注意事项 (1) 擦洗过程中,动作轻柔,特别是对有凝血功能障碍的患者,应防止碰伤黏膜及牙龈 (2) 昏迷患者须用开口器时,应从臼齿放入。牙关紧闭不可用暴力使其张口,以免造成损伤。擦洗时需用止血钳夹紧棉球,每次一个,防止棉球遗留在口腔内。棉球不可过湿,以防患者将溶液吸入呼吸道 (3) 有义齿者,应取下,用冷水刷洗干净,患者漱口后戴上。暂时不用时,可浸泡于清水中,每日更换清水,义齿禁用热水和消毒水浸泡	5	一项规范项目回答不全或回答错误扣 0.5 分	

评价标准

按照表 9-4 对护生的操作进行整体评价。

表 9-4 口腔护理操作评价表

工作流程	项目分值	项 目	自评扣分 ABCD	小组评扣分 ABCD	教师评扣分 ABCD
用物准备 （20分）	5	正确准备用物,无漏项			
	15	准备物品顺序无错漏			
口腔护理 （45分）	5	评估环境正确			
	5	用物准备齐全			
	10	操作时遵循节力原则			
	10	操作过程流畅,未影响患者治疗和护理活动			
	5	操作顺序正确			
	10	能正确口述注意事项			
学习能力 （35分）	5	按时完成			
	5	团队合作			
	5	关爱患者			
	5	职业防护意识			

(续表)

工作流程	项目分值	项 目	自评扣分 ABCD	小组评扣分 ABCD	教师评扣分 ABCD
	5	操作熟练流畅			
	5	清理彻底			
	5	工作服未被污染			
总分	100				

注：A级：完成任务质量达到该项目的90%～100%；B级：完成任务质量达到该项目的80%～89%；C级：完成任务质量达到该项目的60%～79%；D级：完成任务质量小于该项目的60%；总分按各级最高等级计算。

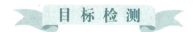

一、选择题

1. 常用口腔护理溶液中，能轻度抑菌，消除口臭的是(　　)。
   A. 0.9%氯化钠注射液　　　　B. 0.02%呋喃西林溶液
   C. 复方硼砂溶液　　　　　　D. 碳酸氢钠溶液
   E. 双氧水溶液
2. 口腔擦洗顺序是(　　)。
   A. 由内向外，由下向上　　　B. 由内向外，由上向下
   C. 由外向内，由上向下　　　D. 由外向内，由下向上
   E. 由外向内，由上向下
3. 长期使用抗生素者，应观察口腔黏膜有无(　　)。
   A. 感染　　B. 溃疡　　C. 破损　　D. 出血　　E. 红肿
4. 操作前应观察患者口腔是否(　　)。
   A. 红肿　　B. 出血　　C. 溃疡　　D. 湿润　　E. 感染
5. 操作时，不应给患者安置哪种体位？(　　)
   A. 仰卧位　　　　　　B. 半坐位　　　　　　C. 侧卧位
   D. 俯卧位　　　　　　E. 头低足高位

二、填空题

1. 擦洗动作要_____，避免损伤_____及_____，特别是对凝血功能较差的患者。
2. 昏迷患者禁忌_____，需用开口器从_____处放入，对牙关紧闭者，不可用_____使其开口。
3. 擦洗时棉球不宜_____，以防溶液_____。
4. 擦洗时棉球要用止血钳夹紧，每次_____个，防止遗留在口腔，必要时清点棉球数量。
5. 有义齿的患者，应先将义齿取下，用牙刷刷净义齿各面，_____冲洗干净，待患者漱口后戴上。
6. 不可将义齿浸于_____或_____中，以免义齿变色、变形与老化。

任务十　卧床患者更换床单

学习目标

1. 正确叙述卧床患者床单更换法的目的、原则及注意事项。
2. 熟练掌握卧床患者床单更换法,动作轻巧、稳重、准确。
3. 操作规范、程序清楚,铺床效果好。
4. 在操作中正确运用节力原则,省时节力。
5. 在操作中与患者进行良好的沟通交流,并正确对患者进行健康教育。

学习任务

张先生,男性,70 岁。主诉:寒战、高热,左侧胸痛伴铁锈色痰 2 天。体检:体温(T)39.6 ℃,脉搏(P)100 次/分,呼吸(R)24 次/分,血压(BP)130/80 mmHg,神志清楚。胸部 X 线片检查显示左下肺叶有大片模糊阴影。诊断:肺炎。患者发热,体质虚弱,夜间出汗较多。

工作流程与活动

1. 接到任务,查阅资料分析病例找出主要问题,列出护理措施(15 分钟)。
2. 评估患者后按照要求准备用物(5 分钟)。
3. 为卧床患者更换床单,并评估患者满意度(15 分钟)。
4. 工作总结、成果展示、经验交流(5 分钟)。

活动一　接收工作任务、明确工作要求

学习目标

1. 能正确分析病例找出患者的主要护理问题。
2. 能针对患者主要的护理问题,提出有针对性的护理措施。
3. 能独立查阅相关资料解决此问题。

建议学时

建议学时为 15 分钟。

学习准备

教材《护理学基础》《内科护理学》《老年护理学》、笔、作业本。

任务十　卧床患者更换床单

▪ **学习过程** ▪

1. 借助《内科护理学》中呼吸系统疾病、《老年护理学》相关知识及《护理学基础》理论,分析案例中患者存在的主要护理问题。

2. 在列举的问题中找出首优问题,并列出主要护理措施。

活动二　评估患者、准备用物

▪ **学习目标** ▪

1. 能正确评估患者。
2. 能根据操作需求准备用物。

▪ **建议学时** ▪

建议学时为 5 分钟。

▪ **学习准备** ▪

模拟患者、模拟人、床单位、笔、作业本。

▪ **学习过程** ▪

1. 护生到患者床旁评估,要点包括身体状况、一般情况及了解操作目的和配合方法。

2. 根据患者需要准备所需用物。

活动三　卧床患者更换床单法

▪ **学习目标** ▪

1. 患者感觉舒适、安全。

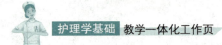

2. 操作轻稳节力,床单位整洁、美观。
3. 无压疮等并发症的发生。
4. 护患沟通有效,满足患者身心需要。
5. 各种管道处理妥当。

建议学时

建议学时为 15 分钟。

学习准备

1. 模拟患者、模拟人、床单位、笔、作业本。
2. 护理车上层:清洁大单、中单、被套、枕套、清洁衣裤、手消毒液、床刷。
3. 护理车下层:污物袋。

学习过程

① 护生推护理车至患者床旁,然后进行更换床单,完成操作后写出操作过程。

② 操作后评估患者感受,并对照评分标准反思整个操作过程中存在的问题。

操作标准

卧床患者更换床单的操作标准如表 10-1 所示。

表 10-1 卧床患者更换床单评分标准(满分 100 分)

程序	规范项目	得分	评分标准	扣分
操作前准备(20分)	1. 仪表端庄,着装整洁	2	一处不符合要求扣1分	
	2. 评估 (1) 了解患者病情(意识状态、各种管道、肢体活动情况、自理能力) (2) 解释操作目的,取得患者的配合	10	未评估扣6分;评估不全一项扣2分;未解释扣4分;未作指导扣3分;未按需要给予便器扣1分	
	3. 洗手,戴口罩	2	一处不符合要求扣1分	
	4. 用物准备:手消毒液、带污物袋的双层护理车,按操作前后顺序准备大单、中单、枕套各1条,床刷及一次性床刷套	6	少一件或一件不符合要求扣1分	

任务十 卧床患者更换床单

（续表）

程序	规范项目	得分	评分标准	扣分
操作流程（60分）	1. 携用物至床旁，核对床号、姓名	2	一处不符合要求扣1分	
	2. 指导患者配合，移动床旁桌、椅方便操作	2	一处不符合要求扣1分	
	3. 松被尾，移枕侧卧，观察患者背部受压情况及反应	5	一处不符合要求扣1分	
	4. 安排妥当各种引流管及治疗措施（如有引流管及其他治疗措施时，应先从没有的一侧开始更换）	4	一处不符合要求扣1分	
	5. 松开近侧大单及中单，中单卷至患者身下	3	一处不符合要求扣1分	
	6. 扫橡胶中单（从床头至床尾顺序扫，过中线，床扫放在床褥下或将一次性中单卷至患者身下后搭在患者身上，将大单卷至患者身下，扫床褥［从床头至床尾分2～3节扫床褥（过中线）］，床扫放对侧床尾	6	一处不符合要求扣1分；扫橡胶单和床褥时不过中线各扣1分	
	7. 取清洁大单，对齐中线，将远侧半边向内卷至患者身下，再将近侧半边铺好拉平（近侧床头、床尾、床中间）	8	大单不拉平、塞紧各扣2分；中线偏离扣2分；一处不符合要求扣1分	
	8. 将橡胶中单（或换上干净的一次性中单）拉下铺平，铺清洁中单，协助患者翻身平卧	4	中线偏离扣1分；不包紧、不平整各扣1分	
	9. 转至对侧，移枕头，协助患者侧卧，检查皮肤，各层污单卷出，置于污物袋或治疗车下层	4	一处不符合要求扣1分；未将污单放入污物袋扣3分	
	10. 扫橡胶中单后搭在患者身上（从床头至床尾顺序扫，过中线，床扫放在床垫下），扫床褥［从床头至床尾分2～3节扫床褥（过中线）］，床扫套放治疗车下层，将患者身下清洁大单、橡胶中单（或干净的一次性中单）、清洁中单逐层拉出铺好	4	大单、中单不拉平塞紧各扣2分；中线偏离扣1分；扫橡胶和床褥时不过中线各扣1分；不取下床扫套丢弃扣1分	
	11. 移枕协助患者平卧	2	一处不符合要求扣1分	
	12. 换枕套：托住患者头颈部，将枕头撤出；取下枕套置于污物袋，套好枕套，四角充实，一手托住患者头部，另一手将枕头置于其头下	4	不松扣2分；枕头放置不当扣2分；一处不符合要求扣1分	

(续表)

程序	规范项目	得分	评分标准	扣分
	13. 整理近侧盖被,协助患者取舒适体位;转至对侧整理盖被,在床尾将被尾反折	4	未整理扣2分;不平扣1分;盖被两侧及尾端折叠不好各扣1分;未协助患者取舒适体位扣2分	
	14. 将床旁桌椅、搬回原处	1	一处不符合要求扣1分	
	15. 询问患者对操作的感受,了解患者的满意度,向患者致谢	5	一处不符合要求扣1分	
	16. 洗手	2	未洗手扣2分	
操作后评价(15分)	1. 按消毒技术规范要求,分类整理使用后物品	3	一处不符合要求扣1分	
	2. 正确指导患者 (1) 及时反映自己的感觉及不适 (2) 告知患者主要步骤及配合事项	5	未指导扣5分;指导不全一处扣1分	
	3. 言语通俗易懂,态度和蔼,沟通有效	2	态度、语言不符合要求各扣1分;沟通无效扣2分	
	4. 全过程动作熟练、规范,符合操作原则	5	一处不符合要求酌情扣1~2分	
回答问题(5分)	1. 目的:为卧床患者更换床单、枕套,使其感觉舒适,并保持病房的整洁,便于观察患者,预防褥疮 2. 注意事项 (1) 保证患者安全,体位舒适 (2) 注意节力 (3) 注意观察患者的病情变化	5	一项规范项目回答不全或回答错误扣0.5分	

■ 评价标准 ■

按照表10-2对护生的操作进行整体评价。

表10-2 卧床患者更换床单操作评价表

工作流程	项目分值	项 目	自评扣分 ABCD	小组评扣分 ABCD	教师评扣分 ABCD
用物准备(20分)	5	正确准备用物,无漏项			
	15	准备物品顺序无错漏			
更单(45分)	5	评估环境正确			
	5	用物准备齐全			
	10	操作时遵循节力原则			
	10	操作过程流畅,未影响患者治疗和护理活动			
	5	操作顺序正确			
	10	能正确口述注意事项			

(续表)

工作流程	项目分值	项 目	自评扣分 ABCD	小组评扣分 ABCD	教师评扣分 ABCD
学习能力（35分）	5	按时完成			
	5	团队合作			
	5	关爱患者			
	5	职业防护意识			
	5	操作熟练流畅			
	5	清理彻底			
	5	工作服未被污染			
总分	100				

注：A级：完成任务质量达到该项目的90%～100%；B级：完成任务质量达到该项目的80%～89%；C级：完成任务质量达到该项目的60%～79%；D级：完成任务质量小于该项目的60%；总分按各级最高等级计算。

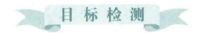

目标检测

选择题

1. 卧床患者更换床单适用于（   ）。
   A. 年轻力壮的健美人士　　　　B. 身材苗条的女士
   C. 大手术后的男士　　　　　　D. 老人

2. 卧床患者更换床单的目的不包括（   ）。
   A. 打扫卫生　　　　　　　　　B. 预防压疮
   C. 保持空气流通　　　　　　　D. 保持病室明亮

3. 给患者进行床整理时，患者需（   ）。
   A. 面向护士　　B. 平卧　　C. 背对护士　　D. 俯卧

4. 卧床患者更换床单的注意事项不包括（   ）。
   A. 保证患者安全、舒适
   B. 防止交叉感染
   C. 被污染的床单、被套及时更换
   D. 更换床单即将结束，但患者出现病情变化时，让患者稍加忍耐

5. 将大单卷塞于患者身下时，（   ）。
   A. 污染面向外　　　　　　　　B. 污染面向内
   C. 干净面向外　　　　　　　　D. 干净面向内

任务十一　生命体征测量

学习目标

1. 叙述案例中患者的主要护理问题。
2. 掌握体温、脉搏、呼吸、血压的测量方法。
3. 叙述测量方法、部位正确，患者安全。
4. 认真严谨，动作规范，沟通有效，关心尊重患者，测量数值准确。

学习任务

患者程某，33岁，职员。主诉：持续发热，头痛、咳嗽、鼻塞、乏力3天，来院就诊，以"发热待查"收入呼吸内科。入院后，责任护士对其进行体温、脉搏、呼吸、血压的测量。

工作流程与活动

1. 接到任务后，查阅资料分析病例找出主要问题、列出护理措施（15分钟）。
2. 评估患者后按照要求准备用物（5分钟）。
3. 为患者测量生命体征，并评估准确值及患者满意度（15分钟）。
4. 工作总结、成果展示、经验交流（5分钟）。

活动一　接收工作任务、明确工作要求

学习目标

1. 能正确分析病例找出患者主要护理问题。
2. 能针对患者主要护理问题，提出有针对性的护理措施。
3. 能独立查阅相关资料，并解决问题。

建议学时

建议学时为15分钟。

学习准备

教材《护理学基础》《内科护理学》、笔、作业本。

学习过程

1　借助《内科护理学》中呼吸系统疾病相关知识及《护理学基础》理论，分析案例中患者存

在的主要护理问题。

_____

_____

2 在列举的主要问题中找出首优问题,并列出主要护理措施。

_____

_____

_____

活动二　评估患者、准备用物

▣ **学习目标** ▣

1. 能正确评估患者的病情。
2. 能正确根据患者的实际需求准备用物。

▣ **建议学时** ▣

建议学时为 5 分钟。

▣ **学习准备** ▣

模拟患者、床单位、笔、作业本。

▣ **学习过程** ▣

1 护生评估患者,要点包括患者病情、意识,有无影响生命体征测量准确性的因素存在,是否了解操作目的,测量肢体活动及局部皮肤情况。

_____

_____

_____

2 根据患者实际情况及操作要求,准备所需用物。

_____

_____

_____

活动三　测量生命体征

▣ **学习目标** ▣

1. 护患沟通有效,患者感觉舒适、安全。
2. 注意查对,测量方法、部位的准确性。
3. 操作规范,测量数值准确。

4. 用后物品符合消毒技术的规范处理原则。

◆ 建议学时 ◆

建议学时为 15 分钟。

◆ 学习准备 ◆

1. 模拟患者、床单位、笔、作业本。
2. 治疗车上层：①测量体温用物：有盖方盘（内垫 75％乙醇纱布）1 个，体温计（置有盖方盘内）若干支、治疗盘 1 个、弯盘（内垫纱布）1 个、消毒液纱布 1 块、有盖消毒液容器（1％过氧乙酸或其他有效消毒液）1 个、有盖冷开水容器 1 个。②测量血压用物：血压计 1 支、听诊器 1 副。测量体温、脉搏、呼吸、血压共用用物：有秒针的表 1 只、记录本 1 本、笔 1 支。③治疗车下层：医疗垃圾桶、生活垃圾桶。

◆ 学习过程 ◆

① 护生推治疗车至患者床旁，给患者进行生命体征的测量，完成操作后写出操作过程。

_____

_____

② 测量结束后对照评分标准反思整个操作过程中存在的问题。

_____

_____

_____

◆ 操作标准 ◆

生命体征测量的操作标准如表 11-1 所示。

表 11-1 生命体征的测量操作评分标准（满分 100 分）

程序	规范项目	分值	评分标准	扣分
操作前准备（20分）	1. 仪表端庄，着装整洁	2	一处不符合要求扣 1 分	
	2. 核对医嘱、治疗单（有医嘱时）	5	未核对扣 5 分；一处不符合要求扣 1 分	
	3. 评估 (1) 询问、了解患者的身体状况 (2) 正确评估患者及测量方法 (3) 向患者解释操作目的，以取得其配合	6	未评估扣 4 分；评估不全一项扣 1 分；未解释扣 2 分	
	4. 洗手、戴口罩	2	未洗手扣 2 分	
	5. 用物准备：秒表、记录本、笔、血压计、听诊器、清洁容器（放置清洁体温针）、容器内垫消毒纱布，若测肛温须备润滑剂、棉签、体温测量盘内盛消毒容器（放置测温后的体温计），必要时备棉花	5	少一件或一件不符合要求扣 1 分	

(续表)

程序	规 范 项 目	分值	评 分 标 准	扣分
操作流程(60分)	1. 携用物至患者床旁,核对床号、姓名	3	未核对扣3分;一处不符合要求扣1分	
	2. 告知患者配合方法,协助患者取舒适体位	6	体位不舒适扣2分;一处不符合要求扣2分	
	3. 体温测量 (1) 根据病情、年龄等因素选择测温方法:①腋下测量:先擦干腋窝下汗液,将体温计水银端放于患者腋窝深处并紧贴皮肤,防止脱落,测量5～10分钟后取出。②口腔测量:将口表水银端斜放于患者舌下,闭口3分钟后取出。③直肠测量:肛表用20%肥皂液润滑,水银端插入肛门3～4 cm,3分钟取出,用消毒纱布擦拭体温计 (2) 读取体温值后将体温计置于消毒液容中	10	一处不符合要求扣1分	
	4. 脉搏测量 (1) 操作者食指、中指、无名指指端,用适中的力放于前臂掌侧桡动脉处或其他浅表大动脉处诊脉 (2) 一般患者可以测量30秒,所得数字乘以2。脉搏异常者,测量1分钟,核实后报告医生 (3) 短绌脉测量,应由两人同时测量1分钟,一人听心率,另一人测脉搏,记录为心率/脉率	10	一处不符合要求扣1分	
	5. 呼吸测量 (1) 一般与测脉搏同时进行,脉诊后检查手指仍放于原处,并保持脉诊姿势 (2) 观察患者的胸腹部,一起一伏为一次呼吸,测量30秒,结果乘以2 (3) 呼吸微弱不易观察时,用少许棉絮置于患者鼻孔前,观察棉花被吹动次数,计数1分钟	10	一处不符合要求扣1分	
	6. 血压测量 (1) 协助患者取坐位或卧位,保持血压计零点、肱动脉与心脏同一水平 (2) 驱尽袖带内空气,平整地缠于患者上臂中部,松紧以能放入一指为宜,下缘距肘窝2～3 cm,听诊器置于肱动脉位置 (3) 按照要求测量血压,正确判断收缩压与舒张压 (4) 测量完毕,解开袖带,排尽袖带余气,关闭血压计	10	一处不符合要求扣1分	

(续表)

程序	规 范 项 目	分值	评 分 标 准	扣分
	7. 协助患者取舒适体位,整理床单位及用物,致谢	2	一处不符合要求扣1分	
	8. 洗手	1	未洗手扣1分	
	9. 记录	8	未记录扣8分;一项记录不全或错误扣2分	
操作后评价(15分)	1. 按消毒技术规范要求分类整理使用后物品	3	一处不符合要求扣1分	
	2. 正确指导患者 (1)告知患者测量生命体征的注意事项 (2)根据患者实际情况,可以指导患者学会正确测量方法	5	未指导扣5分;指导不全一处扣1分	
	3. 语言通俗易懂,态度和蔼,沟通有效	2	态度、语言不符合要求各扣1分;沟通无效扣2分	
	4. 全过程动作熟练、规范,符合操作原则	5	一处不符合要求酌情扣1~2分	
回答问题(5分)	1. 体温测量 (1)目的:①测量、记录患者体温;②监测体温变化,分析热型及伴随症状 (2)注意事项:①为婴幼儿、意识不清或不合作患者测温时,护士需守候在旁;②如有影响测量体温的因素时,应当推迟30分钟测量;③发现体温和病情不符时,应当复测体温;④极度消瘦的患者不宜测腋温;⑤如患者不慎咬碎体温计时,应立即清除玻璃碎屑,再口服鸡蛋清或牛奶延缓汞的吸收。病情允许者可服用粗纤维丰富的食物促使汞排泄 2. 脉搏测量 (1)目的:①测量患者脉搏,判断有无异常情况;②监测脉搏变化,间接了解心脏的情况 (2)注意事项:①如患者有紧张、剧烈运动、哭闹等情况,需稳定后测量;②脉搏短绌的患者,按要求测量脉搏,即一名护士测脉搏,另一名护士听心率,同时测量1分钟 3. 呼吸测量 (1)目的:①测量患者的呼吸频率;②监测呼吸变化	5	一项内容回答不全或回答错误扣0.5分	

(续表)

程序	规范项目	分值	评分标准	扣分
	(2) 注意事项：①呼吸的速率会受到意识的影响，测量时不必告诉患者；②如患者有紧张、剧烈运动、哭闹等，需稳定后测量；③呼吸不规律的患者及婴儿应当测量1分钟 4. 血压测量 (1) 目的：①测量、记录患者的血压，判断有无异常情况；②监测血压变化，间接了解循环系统的功能状况 (2) 注意事项：①保持测量者视线与血压计水银柱刻度平行；②长期观察血压的患者，做到"四定"，即定时间、定部位、定体位、定血压计；③按照要求选择合适的袖带；④若衣袖过紧或太多，应脱掉衣服，以免影响测量结果			

评价标准

按照表11-2对护生的操作进行整体评价。

表11-2 生命体征的测量操作评价表

工作流程	项目分值	项 目	自评得分 ABCD	小组评得分 ABCD	教师评得分 ABCD
操作前准备 (30分)	5	测量生命体征的目的明确			
	10	评估患者正确			
	10	用物准备齐全			
	5	操作时间安排合理			
操作过程 (40分)	5	动作规范			
	20	测量方法、部位准确			
	5	患者舒适、安全			
	10	认真严谨、数值准确			
学习能力 (30分)	5	按时完成			
	5	关爱患者			
	4	职业防护意识			
	5	操作熟练流畅			
	5	护患沟通有效			
	6	知识运用正确			
总分	100				

注：A级：完成任务质量达到该项目的90%～100%；B级：完成任务质量达到该项目的80%～89%；C级：完成任务质量达到该项目的60%～79%；D级：完成任务质量小于该项目的60%；总分按各级最高等级计算。

目标检测

一、选择题

1. 体温不升是指体温在（　　）。
   A. 36℃以下　　　　　　　　B. 35℃以下
   C. 25℃以下　　　　　　　　D. 34℃
   E. 34℃以下

2. 适宜测量口腔温度的是（　　）。
   A. 幼儿　　　　　　　　　　B. 躁狂者
   C. 呼吸困难者　　　　　　　D. 极度消瘦者
   E. 口鼻手术者

3. 范某，女性，21岁。护士为其测量脉搏时发现，每隔1个正常搏动后出现1次期前收缩，称为（　　）。
   A. 间歇脉　　B. 二联律　　C. 三联律　　D. 缓脉　　E. 细脉

4. 黄某，女性，39岁。以"风湿性心脏病、心房纤维颤动、左侧肢体偏瘫"收住院。护士为其测量心率、脉率的正确方法是（　　）。
   A. 先测心率，再在健侧测脉率
   B. 一人听心率；另一人在健侧测脉率，同时测1分钟
   C. 一人同时测心率和脉率
   D. 先测心率，再在患侧测脉率
   E. 一人听心率；另一人在患侧测脉率，同时测1分钟

5. 严某，女性，40岁。护士在评估过程中，发现该患者为深而规则的大呼吸，伴有鼾音，见于（　　）。
   A. 巴比妥类药物中毒患者　　B. 颅内压增高患者
   C. 高热患者　　　　　　　　D. 尿毒症患者
   E. 大叶性肺炎患者

6. 尚某，男性，50岁。护士在评估过程中，发现该患者吸气时产生一种极高的音响，似蝉鸣样，常见于（　　）。
   A. 巴比妥类药物中毒患者　　B. 颅内压增高患者
   C. 高热患者　　　　　　　　D. 喉头水肿患者
   E. 尿毒症患者

7. 王某，女性，40岁。连续3天测血压为142/90 mmHg。此患者属于（　　）。
   A. 高血压　　　　　　　　　B. 正常血压
   C. 正常高值　　　　　　　　D. 收缩压正常，舒张压升高
   E. 收缩压升高，舒张压正常

8. 倪某，男性，71岁。患高血压病19年，近期由于劳累血压波动较大，为该患者测血压应（　　）。
   A. 定血压计、定部位、定时间、定护士

B. 定血压计、定部位、定时间、定听诊器
C. 定听诊器、定部位、定时间、定体位
D. 定护士、定部位、定时间、定体位
E. 定血压计、定部位、定时间、定体位

9. 倪某,女性,64岁。脑栓塞,右侧偏瘫。住院期间,护士定期监测其血压,正确的是(　　)。
   A. 因左侧手臂静脉输液,选择右上肢测量血压
   B. 测量时血压计"0"点与心脏、肱动脉不在同一水平
   C. 固定袖带时应紧贴肘窝,松紧能放入一指为宜
   D. 听诊器胸件置于肱动脉搏动最明显处
   E. 要快速充气,快速放气

10. 王某,女性,39岁。入院行经腹腔镜输卵管绝育术,术前护士发现以下情况需及时告知医生考虑更改手术时间的是(　　)。
    A. 血红蛋白 120 g/L　　　　　　B. 体温 38.6 ℃
    C. 脉搏 70 次/分　　　　　　　D. 呼吸 21 次/分
    E. 血压 128/78 mmHg

二、填空题

1. 发热过程包括的 3 个时期为_____、_____、_____。
2. 测量口温时,体温表的水银端斜放于_____。
3. 成人脉率超过_____,称为心动过速;成人脉率少于_____,称为心动过缓。
4. 测量血压时,袖带下缘距肘窝_____,松紧以能插入_____为宜。
5. _____或_____、_____禁忌测量肛温。

任务十二 鼻饲法

学习目标

1. 叙述案例中患者的主要护理问题。
2. 正确转抄治疗单。
3. 严格执行查对制度。
4. 叙述鼻饲法的目的、禁忌证、适应证及注意事项。
5. 叙述检查胃管在胃内的3种方法。
6. 熟练掌握鼻饲法的操作规范。
7. 让患者了解鼻饲法的目的、方法、注意事项及配合要点。

学习任务

患者吴某,男性,60岁。主诉:突发言语含糊、口角歪斜5小时。检查:口角歪斜,无头晕、头痛、恶心、呕吐,无大小便失禁。查体:体温36.5℃,脉搏87次/分,呼吸19次/分,血压131/71mmHg,神志清楚,进食呛咳,存在吞咽困难。诊断:脑梗死。医嘱:留置胃管、鼻饲饮食。

工作流程与活动

1. 接到任务,查阅资料分析病例找出主要问题、列出护理措施(15分钟)。
2. 转抄并双人核对医嘱内容(5分钟)。
3. 评估患者后按照要求准备用物(5分钟)。
4. 准确按要求给患者留置胃管、鼻饲(15分钟)。

活动一 接收工作任务、明确工作要求

学习目标

1. 能正确分析病例找出患者的主要护理问题。
2. 能针对患者主要护理问题,提出有针对性的护理措施。
3. 能独立查阅相关资料,并解决问题。

建议学时

建议学时为15分钟。

学习准备

教材《护理学基础》《内科护理学》、笔、作业本。

学习过程

1. 借助《内科护理学》中神经系统疾病相关知识及《护理学基础》理论,分析案例中患者存在的主要护理问题。

   _____

   _____

2. 在列举的主要问题中找出首优问题,并列出主要护理措施。

   _____

   _____

   _____

活动二 接到医嘱并处理

学习目标

1. 能正确查看医嘱,理解医嘱内容。
2. 能正确转抄医嘱。
3. 能正确核对医嘱。

建议学时

建议学时为5分钟。

学习准备

准备好医嘱本和医嘱单(内容如表12-1和表12-2所示)、治疗单夹板、空白治疗单、笔、护士表。

表12-1 临时医嘱单

姓名 吴× 年龄 60 性别 男 科别 神经内科 床号 01 住院号 20200801

日期	时间	医嘱内容	医生	执行护士	执行时间
2020-08-01	10:00	血常规	李伟		
2020-08-01	10:00	头颅CT	李伟		
2020-08-01	10:00	脑电图	李伟		

表 12-2　长期医嘱单

姓名　吴×　　年龄　　　性别　　　科别　神经内科　　床号　01　　住院号　20200801

开始					停止			
日期	时间	医嘱	签名		日期	时间	签名	
			医生	护士			医生	护士
2020-08-01	10:00	按神经内科常规护理	李伟					
2020-08-01	10:00	Ⅰ级护理	李伟					
2020-08-01	10:00	留置胃管	李伟					
2020-08-01	10:00	鼻饲牛奶每3小时150ml	李伟					
2020-08-01	10:00	持续心电监护	李伟					
2020-08-01	10:00	绝对卧床休息	李伟					
2020-08-01	10:00	记录24小时出入液量	李伟					

◆ 学习过程 ◆

1　将留置胃管、鼻饲的医嘱内容正确转抄到治疗单上。

_____

_____

2　根据医嘱,双人核对治疗单,在核对过程中做到手到、眼到、口到。

_____

_____

_____

活动三　评估患者、准备鼻饲用物

◆ 学习目标 ◆

1. 在评估中能了解患者的病情、意识状况及配合程度。
2. 能够正确评估患者鼻腔黏膜情况,选择合适的胃管。
3. 能够正确配置温度、计量适宜的鼻饲液。

◆ 建议学时 ◆

建议学时为5分钟。

◆ 学习准备 ◆

模拟人、床单位、电筒、压舌板、笔、作业本。

◆ 学习过程 ◆

1　护生拿着治疗单至患者床旁进行评估,要点包括鼻腔黏膜状况、有无活动义齿。

_____

2 根据评估情况选择合适型号的胃管,配置鼻饲液。

_____
_____
_____

活动四 留置胃管、注入鼻饲液

■ 学习目标 ■

1. 插胃管前指导患者有效配合操作。
2. 采用正确方法进行胃管置入。
3. 操作时动作需轻柔,符合操作原则。
4. 留置胃管、鼻饲后交代患者注意事项。
5. 操作规范严谨、关爱患者,护患能进行有效沟通。

■ 建议学时 ■

建议学时为 15 分钟。

■ 学习准备 ■

1. 模拟人、床单位、笔、作业本。
2. 治疗车上层:鼻饲包 1 个(内有治疗碗 1 个、压舌板 1 块、镊子 1 把、胃管 1 条、30~50 ml 的注射器 1 副、纱布若干、治疗巾 1 块)、治疗盘 1 个、液体石蜡 1 瓶、棉签 1 包、胶布若干、夹子或橡皮圈 1 个、安全别针 1 只、弯盘 1 个、听诊器 1 副、适量温开水、流质饮食 200 ml、治疗单、手消毒液、手电筒、一次性手套、水温计、胃管标签。
3. 治疗车下层:医疗垃圾桶、生活垃圾桶。

■ 学习过程 ■

1 护生推治疗车至患者床旁给患者进行留置胃管,注入鼻饲液,完成操作后写出操作过程。

_____
_____
_____

2 操作后对照评分标准反思整个操作过程中存在的问题。

_____
_____
_____

■ 操作标准 ■

鼻饲法的操作标准如表 12-3 所示。

表 12-3　鼻饲法操作评分标准（满分 100 分）

程序	规范项目	分值	评分标准	扣分	得分
操作前准备（20分）	1. 仪表端庄，着装整洁	2	一处不符合要求扣 1 分		
	2. 核对医嘱、治疗单（卡）	5	未核对扣 5 分；一处不符合要求扣 1 分		
	3. 评估 （1）询问患者身体状况，了解既往有无插管经历 （2）评估患者鼻腔情况，如鼻腔黏膜有无肿胀、炎症、鼻中隔偏曲、息肉等 （3）既往有无鼻部疾患 （4）解释操作目的，取得患者的配合	6	未评估扣 4 分；评估不全一项扣 2 分；未解释扣 2 分		
	4. 洗手，戴口罩	2	一处不符合要求扣 1 分		
	5. 用物准备：手消毒液、治疗盘，一次性胃包（治疗碗 1 个、弯盘 1 个、镊子、垫巾、纱布、液体石蜡棉球 2 个），适当型号的一次性胃管、注射器、甘油节注射器、棉签、胶布、听诊器、装有温开水的杯子、治疗碗 2 个（一个装义齿；另一个装鼻饲液），一次性手套、别针、治疗单，按医嘱准备适宜温度的鼻饲液，盛污物容器 6. 拔管用物：治疗盘内放一次性手套、纱布、棉签、松节油、盛污物容器	5	少一件或一件不符合要求扣 1 分		
操作流程（60分）	1. 携用物至床旁，核对床号、姓名	3	不核对扣 3 分；核对不全一处扣 1 分		
	2. 告知患者配合方法，协助其侧卧位或面向护士，必要时戴手套	3	体位不舒适扣 3 分；一处不符合要求扣 1 分		
	3. 颌下铺巾，放置弯盘，清洁鼻腔	2	一处不符合要求扣 1 分		
	4. 检查胃管是否通畅，液体石蜡棉球润滑胃管前端，测量插管长度（成人为 45～55 cm，婴幼儿为 14～18 cm），即发际到剑突的距离，或者从鼻尖到耳垂+耳垂到剑突的距离，做好标记	5	不检查胃管是否通畅、不测量长度各扣 5 分；测量不准确扣 2 分		

(续表)

程序	规 范 项 目	分值	评 分 标 准	扣分	得分
	5. 告知患者可能出现的不适及配合方法，将胃管沿一侧鼻孔轻轻插入，到咽喉部（插入 14～15 cm）时，指导患者做深呼吸或吞咽动作，随后迅速将胃管插入	7	插管前不告知患者配合方法、不润滑胃管各扣 3 分；插管方法不正确、插入不畅时未检查、插管过程中不指导、患者出现呛咳仍继续插入扣 5 分		
	6. 证实胃管在胃内，可选用以下一种方法： (1) 胃管末端接注射器抽吸，有胃液抽出 (2) 置听诊器于胃部，用注射器从胃管注入 10 ml 空气，听到气过水声 (3) 当患者呼气时，将胃管末端置入治疗碗水中，无气泡逸出	8	未检查胃管是否在胃内扣 6 分；检查方法不对扣 5 分		
	7. 固定胃管	2	不固定扣 2 分；固定不牢扣 1 分		
	8. 检查鼻饲饮食温度	2	不检查鼻饲饮食温度或温度不宜扣 2 分		
	9. 注入适宜温度的鼻饲饮食：以一手折起胃管末端加以固定；另一手以灌食注射器抽吸少量温开水注入胃内，再缓慢注入流质或药液，注入量＜200 ml。用营养泵持续滴入时，将流质饮食放在专用容器内，滴注端接胃管，注意观察患者的反应	7	灌注量不准确扣 1 分；用营养泵滴入时连接不正确扣 5 分；胃管不通畅扣 2 分；不观察患者反应扣 2 分；一处不符合要求扣 2 分		
	10. 鼻饲结束，再注入少量温开水（20～50 ml）	2	一处不符合要求扣 1 分		
	11. 鼻饲管的维持：封闭胃管末端，将胃管末端抬高反折，用纱布包好，并用橡皮圈夹紧，用别针固定胃管于患者枕旁或衣服上	3	一处不符合要求扣 1 分		
	12. 撤去弯盘和治疗巾	1	一处不符合要求扣 1 分		
	13. 询问患者对操作的感受，了解患者的满意度	5	未评估扣 5 分；方法不正确扣 2 分；一处不符合要求扣 1 分		

(续表)

程序	规范项目	分值	评分标准	扣分	得分
	14. 协助患者取舒适体位,整理床单位,致谢	2	一处不符合要求扣1分		
	15. 洗手	1	未洗手扣1分		
	16. 记录	2	未记录扣2分;记录不符合要求一处扣1分		
操作后评价 (15分)	1. 按消毒技术规范要求分类整理使用后的物品	3	一处不符合要求扣1分		
	2. 正确指导患者 (1) 告知插胃管和鼻饲可能会造成的不良反应 (2) 告知患者鼻饲操作过程中的不适及配合方法 (3) 指导患者在恶心时做深呼吸或吞咽动作 (4) 告知患者留管注意事项,避免胃管脱出	5	未指导扣5分;指导不全一项扣1分		
	3. 言语通俗易懂,态度和蔼,沟通有效	2	态度语言不符合要求各扣1分;沟通无效扣2分		
	4. 全过程动作熟练、规范,符合操作原则	5	一处不符合要求酌情扣1~2分		
回答问题 (5分)	1. 目的:通过胃管供给患者不能经口食入营养丰富的流质饮食,保证患者能摄入足够的蛋白质与热量、水分和药物 2. 注意事项 (1) 插管动作轻稳,通过食管狭窄处时尤须注意,避免损伤食管黏膜 (2) 昏迷患者因吞咽和咳嗽反射消失,不能合作,为提高插管的成功率,在插管前将患者头向后仰,当插至15 cm(会厌部)时,以左手将患者头部托起,使下颌靠近胸骨柄以增大咽部通道的弧度,便于胃管顺利通过会厌部	5	一项内容回答不全或回答错误扣0.5分		

(续表)

程序	规范项目	分值	评分标准	扣分	得分
	(3) 每次灌食前应先检查胃管是否在胃内,确实无误,方可灌食。每次灌注量<200ml,温度38~40℃,间隔时间>2小时 (4) 长期鼻饲者,胃管应每周更换1次(晚上最后一次灌食后拔除,次日再由另一鼻孔插入)				

◼ 评价标准 ◼

按照表12-4对护生的操作进行整体评价。

表12-4 口腔护理操作评价表

工作流程	项目分值	项　目	自评得分 ABCD	小组评得分 ABCD	教师评得分 ABCD
转抄医嘱 (20分)	5	眉栏项目填写正确,无漏项			
	15	治疗单(卡)填写准确、核对、执行护士签字及签署时间清晰准确			
鼻饲法 (45分)	5	评估患者正确			
	5	用物准备齐全			
	10	严格执行查对制度及无菌操作制度			
	10	置管的方法正确,能正确检测胃管是否在胃内			
	5	注入的鼻饲液温度、计量适宜			
	10	患者知晓留置胃管的注意事项及配合要点			
学习能力 (35分)	5	按时完成			
	5	团队合作			
	5	关爱患者			
	5	职业防护意识			
	5	操作熟练流畅			
	5	护患沟通			
	5	知识运用			
总分	100				

注:A级:完成任务质量达到该项目的90%~100%;B级:完成任务质量达到该项目的80%~89%;C级:完成任务质量达到该项目的60%~79%;D级:完成任务质量小于该项目的60%;总分按各级最高等级计算。

目标检测

一、选择题

1. 患者李某,男性,45岁。脑瘤晚期昏迷,鼻饲供给营养时下列护理措施错误的是(　　)。
   A. 所有鼻饲用物每日应消毒1次　　　B. 每日做口腔护理
   C. 每次灌食前检查胃管是否在胃内　　D. 鼻饲间隔时间＞2小时
   E. 胃管应每日更换消毒

2. 患者男性,王某,50岁。采用鼻饲法进食,推注鼻饲流质饮食后再注入少量温开水的目的是(　　)。
   A. 使患者温暖、舒适　　　　　　　　B. 测量、记录准确
   C. 防止患者呕吐　　　　　　　　　　D. 冲洗胃管,避免食物存积变质
   E. 防止液体反流

3. 患者黄某,女性,59岁。在鼻饲插管过程中出现呛咳,呼吸困难,应采取的措施是(　　)。
   A. 嘱患者深呼吸　　　　　　　　　　B. 托起患者头部再插
   C. 停止操作,取消鼻饲　　　　　　　D. 嘱患者做吞咽动作
   E. 立即拔出胃管,休息片刻后重新插管

4. 患者高某,女性,65岁。脑出血昏迷,鼻饲时护理要点下列错误的是(　　)。
   A. 鼻饲液温度调整在38~40℃　　　　B. 一次量为200 ml
   C. 间隔时间＜2小时　　　　　　　　D. 胃管插入长度为45~55 cm
   E. 插管时采用去枕仰卧位

5. 患儿李某,6岁。唇裂修补术后鼻饲饮食,护士为其插胃管时下列做法错误的是(　　)。
   A. 清洁鼻腔　　　　　　　　　　　　B. 协助患儿取坐位或半坐卧位
   C. 插管前润滑胃管前端　　　　　　　D. 通过食管3个狭窄处时动作应轻柔
   E. 插管时出现呛咳、发绀,嘱其做吞咽动作

6. 患者胡某,男性,34岁。肠梗阻,胃肠减压插入胃管时,出现恶心呕吐,下列正确的做法是(　　)。
   A. 立即拔出胃管,待症状缓解后重新插入
   B. 暂停片刻,嘱患者深呼吸,待症状缓解后继续插入
   C. 嘱患者忍耐,快速插入
   D. 拔管后从另一侧鼻孔插入
   E. 托起患者头部继续缓慢插入

二、填空题

1. 鼻饲饮食时每次鼻饲量不超过_____,间隔时间_____2小时。
2. 鼻饲液的温度_____为宜。
3. 食管3个狭窄部位:_____、_____、_____。

任务十三 乙醇拭浴

学习目标

1. 叙述案例中患者的主要护理问题。
2. 正确转抄治疗单。
3. 严格执行查对制度。
4. 叙述乙醇拭浴的目的、方法、注意事项。
5. 根据病情需要,为患者正确施行乙醇拭浴。
6. 在操作中与患者进行良好的沟通交流,关心患者,注意安全。

学习任务

患者梁某,女性,36 岁,咳嗽,咳痰,持续高热 1 周。体温持续在 39~40℃,以"肺炎"收入院。入院时检查体温 39.7℃,脉搏 112 次/分,呼吸 28 次/分,血压 120/80 mmHg,神志清楚,面色潮红,口唇干裂,食欲不振。医嘱:乙醇拭浴。

工作流程与活动

1. 接到任务后,查阅资料分析病例找出主要问题、列出护理措施(15 分钟)。
2. 转抄并双人核对医嘱内容(5 分钟)。
3. 评估患者,准备乙醇拭浴用物(5 分钟)。
4. 为患者正确实施乙醇拭浴(15 分钟)。

活动一 接收工作任务、明确工作要求

学习目标

1. 能正确分析病例找出患者的主要护理问题。
2. 能针对患者主要的护理问题,提出有针对性的护理措施。
3. 能独立查阅相关资料及解决问题。

建议学时

建议学时为 15 分钟。

学习准备

教材《护理学基础》《内科护理学》、笔、作业本。

学习过程

1. 借助《内科护理学》中呼吸系统疾病相关知识及《护理学基础》理论，分析案例中患者存在的主要护理问题。

   _____
   _____

2. 在列举的主要问题中找出首优问题，并列出主要护理措施。

   _____
   _____
   _____

活动二 接到医嘱并处理

学习目标

1. 正确查看医嘱，理解医嘱内容。
2. 正确转抄医嘱。
3. 正确核对医嘱。

建议学时

建议学时为 5 分钟。

学习准备

准备好医嘱本和医嘱单（内容如表 13-1 和表 13-2 所示）、治疗单夹板、空白治疗单、笔、护士表。

表 13-1 临时医嘱单

姓名 梁× 年龄 36 性别 女 科别 呼吸内科 床号 07 住院病历号 20200710

日期	时间	医嘱内容	医生	执行护士	执行时间
2020-07-10	8:00	血常规	李伟		
2020-07-10	8:00	X线胸片	李伟		
2020-07-10	8:00	青霉素钠80万单位，皮试（　）	李伟		
2020-07-10	8:00	乙醇拭浴	李伟		

表 13-2 长期医嘱单

姓名 梁×	年龄 36	性别 女	科别 呼吸内科		床号 07	住院号 20200710		
开始					停止			
日期	时间	医嘱	签名		日期	时间	签名	
			医生	护士			医生	护士
2020-07-10	8:00	按呼吸内科常规护理	李伟					
2020-07-10	8:00	Ⅰ级护理	李伟					
2020-07-10	8:00	清淡易消化饮食	李伟					
2020-07-10	8:00	测 T、P、R、Bp Q4h	李伟					
2020-07-10	8:00	半卧位	李伟					
2020-07-10	8:00	① 0.9%氯化钠注射液100ml ivgtt ② 青霉素钠240万单位 bid	李伟					

学习过程

1. 将需要做乙醇拭浴的医嘱内容正确转抄到治疗单上。

2. 根据医嘱,双人核对治疗单,在核对过程中做到手到、眼到、口到。

活动三　评估患者、准备用物

学习目标

1. 在评估中能了解患者的病情、意识状况、配合程度。
2. 能够根据评估情况准备适宜温度、浓度的拭浴液。

建议学时

建议学时为5分钟。

学习准备

模拟患者、床单位、笔、作业本。

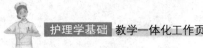

▎学习过程▎

1 护生拿着治疗单至患者床旁进行评估,包括身体状况、药物过敏史及皮肤情况。

_____
_____

2 根据患者病情,准备25%～35%乙醇浴液,温度32～34℃。

_____
_____
_____

活动四 乙醇拭浴

▎学习目标▎

1. 患者感觉舒适、安全。
2. 护患沟通有效,满足患者身心需要。
3. 操作规范严谨、关爱患者,注意保暖,减少暴露。

▎建议学时▎

建议学时为15分钟。

▎学习准备▎

1. 模拟患者、床单位、笔、作业本。
2. 治疗车上层:25%～35%乙醇、大毛巾、小毛巾、新衣裤、屏风、热水袋、冰袋、医嘱单、治疗单、手消毒液。
3. 治疗车下层:医疗垃圾桶、生活垃圾桶。

▎学习过程▎

1 护生推治疗车至患者床旁,给患者进行乙醇拭浴,完成操作后写出操作过程。

_____
_____
_____

2 操作结束后,对照评分标准反思整个操作过程中存在的问题。

_____
_____
_____

▎操作标准▎

乙醇拭浴法技术操作评分标准如表13-3所示。

表 13-3　乙醇拭浴法技术操作评分标准（满分 100 分）

项目	内　　容	分值	评 分 标 准	扣分
目的	根据医嘱正确为患者拭浴,达到操作目的	5	一处不符合要求扣 1 分	
医嘱处理	1. 眉栏项目填写正确,无漏项(2 分) 2. 转抄医嘱内容准确(8 分) 3. 治疗卡填写准确,核对、执行护士签字及签署时间清晰准确(5 分)	15	一处不符合要求扣 1 分	
评估	1. 了解患者身体情况如意识、体温、病情,皮肤的敏感性等(2 分) 2. 询问患者有无过敏史,是否已排二便等(2 分) 3. 解释操作目的,取得患者配合(2 分)	6	一处不符合要求扣 1 分	
准备	1. 护士:洗手,戴口罩(1 分) 2. 用物准备:25%～35%乙醇,大毛巾,小毛巾,新衣裤,屏风等(2 分) 3. 环境准备:调室温,关门窗,注意遮挡(2 分)	5	一处不符合要求扣 1 分	
流程	1. 携用物至患者床旁,核对床号、姓名,解释操作目的(2 分) 2. 松盖被,协助患者脱去上衣(3 分) 3. 置冰袋于头部、热水袋于足底(8 分) 4. 拭浴方法:垫大毛巾于擦拭部位下,将浸湿并拧至半干的小毛巾缠于手上成手套状,离心方向擦拭,拭浴毕,用大毛巾擦干皮肤(8 分) 5. 擦上肢先擦洗近侧,后对侧;右侧颈-上臂外侧-前臂外侧-手背;侧胸-腋窝-上臂内侧-肘窝-前臂内侧-手心(10 分) 6. 穿好上衣,患者取侧卧位,从颈下肩部-臀部擦拭(4 分) 7. 患者取仰卧位,脱去裤子,擦拭双下肢:髋部-大腿外侧-足背;腹股沟-大腿内侧-内踝;臀下-大腿后侧-腘窝-足跟(10 分) 8. 协助患者穿好裤子,取舒适体位,整理床单位及用物,致谢(3 分) 9. 洗手,记录使用时间,观察拭浴后反应(5 分) 10. 30 分钟后测量体温(2 分)	55	一处不符合要求扣 1 分	

(续表)

项目	内 容	分值	评分标准	扣分
注意事项	1. 拭浴过程随时观察患者全身情况,若有寒战、面色苍白、脉搏或呼吸异常时应立即停止操作,并提供保暖措施 2. 拭浴时用力要均匀,在拍拭腋窝、腹股沟、腘窝等血管丰富处,应适当延长时间,以利增加散热 3. 禁拭对冷刺激较敏感的部位,如胸前区、腹部、后项、足底等,以防引起不良反应 4. 拭浴时最好采用拍拭方式,不宜用摩擦方式,摩擦易产热,影响降温效果 5. 中暑、高热患者可同时置冰袋于颈、腋、腹股沟等处,协助降温	5	一处不符合要求扣1分	
终末评价	1. 正确指导患者采用配合的方法,严格执行查对制度 2. 按消毒技术规范要求整理使用后的物品。语言通俗易懂,态度和蔼,护患沟通有效 3. 全过程动作熟练、规范,符合操作原则	9	一处不符合要求扣1分	

注:A级:完成任务质量达到该项目的90%～100%;B级:完成任务质量达到该项目的80%～89%;C级:完成任务质量达到该项目的60%～79%;D级:完成任务质量小于该项目的60%;总分按各级最高等级计算。

▣ 评价标准 ▣

按照表13-4对护生的操作进行整体评价。

表13-4 乙醇拭浴法技术操作评价表

工作流程	项目分值	项 目	自评得分 ABCD	小组评得分 ABCD	教师评得分 ABCD
转抄医嘱 (30分)	5	眉栏项目填写正确,无漏项			
	12	转抄医嘱内容准确			
	5	执行护士签字、签署执行时间清晰准确			
	8	治疗卡填写准确,签字及签署时间清晰准确			
乙醇拭浴 (40分)	5	评估患者正确			
	5	用物准备齐全,正确选择乙醇浓度			
	8	严格执行查对制度			
	6	正确拍拭			
	6	正确指导患者配合			
	10	患者知晓乙醇拭浴的目的、作用及注意事项,能正确配合			

(续表)

工作流程	项目分值	项 目	自评得分 ABCD	小组评得分 ABCD	教师评得分 ABCD
学习能力（30分）	4	及时完成			
	5	团队合作			
	5	关爱患者			
	3	职业防护意识			
	5	操作熟练流畅			
	5	护患沟通			
	3	知识运用			
总分	100				

目 标 检 测

一、选择题

1. 乙醇拭浴前，先置冰袋于头部其目的是（　　）。
   A. 防止反射性心率减慢　　　　B. 降低头部温度
   C. 增加局部血流　　　　　　　D. 防止脑水肿
   E. 防止颅内压升高

2. 为观察降温效果，在乙醇拭浴后应多长时间测体温？（　　）
   A. 10 分钟　　　　　　　　　　B. 20 分钟
   C. 30 分钟　　　　　　　　　　D. 40 分钟
   E. 50 分钟

3. 乙醇拭浴时，体温降至何值时可取下患者头部的冰袋？（　　）
   A. 37.0 ℃　　　　　　　　　　B. 37.5 ℃
   C. 38.0 ℃　　　　　　　　　　D. 38.5 ℃
   E. 39.0 ℃

4. 为患者使用乙醇拭浴法降温时，下列方法正确的是（　　）。
   A. 乙醇浓度为 50%～70%　　　B. 乙醇的温度为 40～45 ℃
   C. 拭浴 1 小时测体温　　　　　D. 拍拭四肢、胸背部及腹股沟处
   E. 冰袋置于患者头部，热水袋置于足部

5. 乙醇拭浴的浓度为（　　）。
   A. 20%～30%　　　　　　　　B. 25%～35%
   C. 15%～25%　　　　　　　　D. 30%～50%
   E. 35%～40%

6. 行乙醇拭浴降温时，其散热方式是（　　）。

A. 蒸发   B. 对流   C. 辐射   D. 传导   E. 接触
7. 乙醇拭浴时,禁忌擦拭的部位是(　　)。
   A. 头部和四肢   B. 腋窝和腹股沟
   C. 手掌和肘窝   D. 前胸和腹部
   E. 腰骶部
8. 乙醇拭浴方法下列说法错误的是(　　)。
   A. 头部置冰袋、足部置热水袋   B. 血管丰富部位拭浴时间应延长
   C. 禁擦胸腹部   D. 拭浴后可给予热饮料
   E. 拭浴后 1 小时测体温
9. 患者男性,34 岁,体温 39.8℃,遵医嘱予以乙醇拭浴,在操作过程中以下哪种情况可以继续擦拭?(　　)
   A. 面色苍白   B. 出现寒战   C. 皮肤青紫   D. 呼吸异常   E. 皮肤潮红

二、填空题
1. 乙醇拭浴拍拭双上肢时应在_____、_____、_____处稍用力并延长停留时间,以促进散热。
2. _____、_____、_____禁用乙醇拭浴。
3. 乙醇拭浴应禁忌拭浴_____、_____、_____足底等部位。

任务十四　氧射流雾化吸入法

学习目标

1. 叙述案例中患者的主要护理问题。
2. 正确转抄治疗单。
3. 严格执行无菌操作制度和查对制度。
4. 叙述雾化吸入的目的。
5. 了解氧气雾化器的结构、原理。
6. 熟练应用氧气雾化器对患者实施给药。
7. 叙述氧射流雾化的注意事项。

学习任务

患者刘某,女性,23岁,因淋雨后发现发热、头痛、咳嗽、咳痰来医院就诊。入院时测体温38.6℃,脉搏98次/分,呼吸22次/分,血压120/80 mmHg,神志清楚,面色潮红,口唇干裂,痰液黏稠不易咳出。诊断:"上呼吸道感染"收入院,医生开出医嘱庆大霉素8万单位、地塞米松5 mg、α-糜蛋白酶0.25 mg、生理盐水2 ml氧气雾化吸入。

工作流程与活动

1. 接到任务后,查阅资料分析病例找出主要问题,并列出护理措施(15分钟)。
2. 转抄并双人核对医嘱内容(5分钟)。
3. 评估患者后按照要求配制雾化液(5分钟)。
4. 为患者正确实施氧射流雾化吸入(15分钟)。

活动一　接收工作任务、明确工作要求

学习目标

1. 能正确分析病例找出患者主要护理问题。
2. 能针对患者主要护理问题,提出有针对性的护理措施。
3. 能独立查阅相关资料,并解决问题。

建议学时

建议学时为15分钟。

- **学习准备**

  教材《护理学基础》《内科护理学》、笔、作业本。

- **学习过程**

1. 借助《内科护理学》中呼吸系统疾病相关知识及《护理学基础》理论,分析案例中患者存在的主要护理问题。

   _____

   _____

2. 在列举的主要问题中找出首优问题,并列出主要护理措施。

   _____

   _____

   _____

活动二　接到医嘱并处理

- **学习目标**

  1. 能正确查看医嘱,理解医嘱内容。
  2. 能正确转抄、核对医嘱。

- **建议学时**

  建议学时为 5 分钟。

- **学习准备**

  准备好医嘱本和医嘱单(内容如表 14-1 所示)、治疗单夹板、空白治疗单、笔、护士表。

表 14-1　临时医嘱单

姓名　刘×　　年龄　23　　性别　女　　科别　呼吸内科　　床号　08　　住院号　20200731

日期	时间	医嘱内容	医生	执行护士	执行时间
2020-07-31	8:00	血常规	李伟		
2020-07-31	8:00	X 线胸片	李伟		
2020-07-31	10:00	生理盐水 2ml 庆大霉素 8 万单位 地塞米松 5mg α-糜蛋白酶 0.25mg　}氧射流雾化吸入	李伟		

- **学习过程**

1. 将雾化吸入的医嘱内容正确转抄到治疗单上。

2 根据医嘱,双人核对治疗单,在核对过程中做到手到、眼到、口到。

活动三 评估患者、配制雾化液

◼ **学习目标** ◼

1. 在评估中能了解患者的病情、意识状况、配合程度。
2. 了解患者用药史及过敏史。
3. 了解患者对吸入治疗的认识、心理反应及合作程度。
4. 根据医嘱完成雾化液的配制。

◼ **建议学时** ◼

建议学时为 5 分钟。

◼ **学习准备** ◼

1. 模拟患者、床单位、治疗桌、笔、作业本。
2. 治疗车上层:雾化吸入器 1 个、氧气装置 1 套(湿化瓶内不放水)、10 ml 注射器、庆大霉素 8 万单位、地塞米松 5 mg、糜蛋白酶 0.25 mg、10 ml 生理盐水、砂轮、启瓶器、治疗巾、治疗盘 2 个、皮肤消毒液、棉签、医嘱单、治疗单、弯盘、手消毒液。
3. 治疗车下层:医疗垃圾桶、生活垃圾桶、利器盒。

◼ **学习过程** ◼

1 护生携治疗单至患者床旁进行评估,要点包括呼吸状况及用药情况和自理能力。

2 根据医嘱要求配置雾化溶液。

活动四　氧射流雾化吸入

◆ 学习目标

1. 患者呼吸道炎症消除或减轻;痰液能顺利咳出。
2. 护患沟通有效,满足患者身心需要。
3. 操作规范严谨、关爱患者。

◆ 建议学时

建议学时为 15 分钟。

◆ 学习准备

1. 模拟患者、床单位、治疗桌、笔、作业本。
2. 治疗车上层:雾化吸入器 1 个、氧气装置 1 套(湿化瓶内不放水),5 ml 注射器 1 副、雾化液、治疗巾、治疗盘 2 个、治疗单、手消毒液。
3. 治疗车下层:医疗垃圾桶、生活垃圾桶。

◆ 学习过程

① 护生推治疗车至其床旁给其进行氧射流雾化,完成操作后写出操作过程。

_____
_____
_____

② 操作后对照评分标准反思整个操作过程中存在的问题。

_____
_____
_____

◆ 操作标准

氧气射流雾化吸入法的操作标准如表 14-2 所示。

表 14-2　氧气射流雾化吸入法的操作评分标准(满分 100 分)

程序	规 范 项 目	分值	评 分 标 准	扣分
操作前准备(20 分)	1. 仪表端庄,着装整洁	2	一处不符合要求扣 1 分	
	2. 核对医嘱、治疗单(卡)	5	未核对扣 5 分;一处不符合要求扣 1 分	
	3. 评估 (1) 患者排痰情况及意识 (2) 解释操作目的,取得患者配合	6	未评估扣 4 分;评估不全一项扣 2 分;未解释扣 2 分	
	4. 洗手,戴口罩	2	一处不符合要求扣 1 分	

(续表)

程序	规范项目	分值	评分标准	扣分
	5. 用物准备：氧气雾化吸入装置1套（雾化药液罐、管道）、氧气吸入装置1套、注射器、治疗巾或患者毛巾，按医嘱准备药液	5	少一件或一件不符合要求扣1分	
操作流程（60分）	1. 携用物至患者床旁，核对床号，姓名	3	不核对扣3分；核对不全一处扣1分	
	2. 告知患者配合方法，协助其取舒适体位	3	体位不舒服扣2分；一处不符合要求扣1分	
	3. 按要求安装好供氧装置及雾化器管道，检查有无漏气	8	衔接不牢固一处扣2分；漏气扣5分	
	4. 将药液注入雾化器药罐内，装好喷嘴，连接雾化管道	6	药液外漏扣2分；泼洒扣5分；衔接不牢扣3分	
	5. 打开流量表开关，调节氧流量，确定氧气流出通畅，观察气雾大小	12	不检查氧气流出是否通畅扣3分；流量不准确、不观察气雾各扣2分	
	6. 指导患者口含雾化器喷嘴，用正确的方法吸入气雾（吸气时用手指堵住出气口，含紧喷嘴，用口深吸气；呼气时放开堵住出气口手指，用鼻呼气）	12	一项不符合要求扣3分	
	7. 观察雾化效果及反应	5	未观察扣5分	
	8. 雾化完毕，向患者解释，将雾化器从口中取出，擦净口部，关流量表	6	一处不符合要求扣1分	
	9. 取舒适体位，整理床单位，致谢	2	一处不符合要求扣1分	
	10. 洗手	1	未洗手扣1分	
	11. 记录	2	未记录扣2分；记录不符合要求扣1分	
操作评价后（15分）	1. 按消毒技术规范要求分类整理使用后物品	3	一处不符合要求扣1分	
	2. 正确指导患者 （1）指导患者用口吸气、鼻呼气的方法 （2）告知患者如有不适时，及时通知医护人员	5	未指导扣5分；指导不全一处扣2分	
	3. 语言通俗易懂，态度和蔼，沟通有效	2	态度、语言不符合要求各扣1分；沟通无效扣2分	
	4. 全过程动作熟练、规范，符合操作原则	5	一处不符合要求酌情扣1~2分	

(续表)

程序	规范项目	分值	评分标准	扣分
回答问题(5分)	1. 目的 (1) 协助患者消炎、镇咳、祛痰 (2) 帮助患者解除支气管痉挛,改善通气功能 (3) 预防、治疗患者发生呼吸道感染 2. 注意事项 (1) 雾化器内药液必须浸没弯管底部,否则药液不能喷出 (2) 指导患者做深呼吸,使药液充分吸入,呼气时,需将手指移开出气口,以防药液丢失 (3) 操作中,避开烟火及易燃物,注意用氧安全 (4) 吸入过程中,喷管口应放在舌根部,尽可能深长吸气,以达治疗效果	5	一项内容回答不全或回答错误扣0.5分	

评价标准

按照表14-3对护生的操作进行整体评价。

表14-3 氧气射流雾化吸入操作评价表

工作流程	项目分值	项 目	自评得分 ABCD	小组评得分 ABCD	教师评得分 ABCD
转抄医嘱 (20分)	5	眉栏项目填写正确,无漏项			
	15	治疗单(卡)填写准确、核对、执行护士签字及签署时间清晰准确			
氧射流 雾化法 (45分)	5	评估患者正确			
	5	用物准备齐全			
	10	严格执行查对制度及无菌操作制度			
	10	配制的雾化液浓度准确			
	5	抽吸药液的方法正确			
	10	患者知晓雾化的作用、注意事项及配合要点			
学习能力 (35分)	5	按时完成			
	5	团队合作			
	5	关爱患者			
	5	职业防护意识			
	5	操作熟练流畅			
	5	护患沟通			
	5	知识运用			
总分	100				

注:A级:完成任务质量达到该项目的90%~100%;B级:完成任务质量达到该项目的80%~89%;C级:完成任务质量达到该项目的60%~79%;D级:完成任务质量小于该项目的60%;总分按各级最高等级计算。

目标检测

一、选择题

1. 患儿,5 岁。咳嗽、咳痰 3 天,医嘱给予氧气雾化吸入治疗。执行操作时下列错误的是(　　)。
   A. 氧气雾化吸入器与氧气装置连接紧密,不漏气
   B. 氧气湿化瓶内放 1/2 冷蒸馏水
   C. 调节氧流量 6～8 L/min
   D. 口含嘴放入病儿口中,嘱其紧闭口唇深吸气
   E. 吸入完毕,先取下雾化器再关氧气开关

2. 患者王某,男性,72 岁。患慢性支气管炎,最近咳嗽加剧,痰黏稠,伴呼吸困难,给予超声雾化吸入治疗,其治疗目的不包括(　　)。
   A. 消除炎症　　　　　　　B. 稀释痰液
   C. 促进食欲　　　　　　　D. 减轻咳嗽
   E. 帮助祛痰

3. 患者李某,女性,35 岁。因支气管哮喘需做雾化吸入,医嘱要求使用氨茶碱,其目的是(　　)。
   A. 消除炎症　　　　　　　B. 减轻黏膜水肿
   C. 解除支气管痉挛　　　　D. 保持呼吸道湿润
   E. 稀释痰液

4. 患者李某,右肺下叶切除术后 3 日,为防止呼吸道感染下列最佳的护理措施是(　　)。
   A. 超声波雾化吸入　　　　B. 氧气吸入
   C. 氧气雾化吸入　　　　　D. 协助患者翻身,叩背
   E. 吸痰

二、填空题

1. 超声雾化吸入的目的是_____、_____、_____、_____。
2. 氧气雾化吸入,调节氧气流量至_____。
3. 雾化器内的药液必须浸没_____,否则药液无法喷出。

任务十五　女性患者留置导尿术

学习目标

1. 叙述案例中患者的主要护理问题。
2. 正确转抄治疗单。
3. 严格执行无菌操作。
4. 叙述留置导尿术的目的。
5. 叙述女性尿道特点，正确评估患者病情、意识状态、膀胱充盈度及局部皮肤情况。
6. 能根据正确的消毒顺序给予留置导尿术前的两次消毒。
7. 在操作过程中能有意识地保护患者隐私，告知患者注意事项及配合要点。

学习任务

患者李丽，女性，40岁，因"右下腹阵发性剧痛2小时"入院。急性痛苦病容，检查：体温39.1℃，脉搏110次/分，呼吸24次/分，血压120/60 mmHg，入院后经各项检查，诊断为慢性阑尾炎急性发作，给予"阑尾切除术"治疗。术后麻醉清醒，7小时后，患者自诉：下腹胀痛，排尿困难。查体：下腹部膨胀，膀胱区过度充盈。医嘱：留置导尿术。

工作流程与活动

1. 接到任务后，查阅资料分析病例找出主要问题、列出护理措施(15分钟)。
2. 转抄并双人核对医嘱内容(5分钟)。
3. 评估患者后按照要求准备用物(5分钟)。
4. 为患者实施留置导尿术(15分钟)。

活动一　接收工作任务、明确工作要求

学习目标

1. 能正确分析病例找出患者主要护理问题。
2. 能针对患者主要护理问题，提出有针对性的护理措施。
3. 能独立查阅相关资料，并解决问题。

建议学时

建议学时为 15 分钟。

学习准备

教材《护理学基础》《外科护理学》、笔、作业本。

学习过程

1. 借助《外科护理学》相关知识及《护理学基础》理论,分析案例中患者存在的主要护理问题。

   _____
   _____

2. 在列举的主要问题中找出首优问题,并列出主要护理措施。

   _____
   _____

活动二　接到医嘱并处理

学习目标

1. 能正确查看医嘱,理解医嘱内容。
2. 能正确转抄医嘱。
3. 能正确核对医嘱。

建议学时

建议学时为 5 分钟。

学习准备

准备好医嘱本和医嘱单(内容如表 15-1 所示)、治疗单夹板、空白治疗单、笔、护士表。

表 15-1 临时医嘱单

姓名　李××　年龄　40　性别　女　科别　外科　床号　7　住院号　20200811

开始			签名		停止		签名	
日期	时间	医嘱	医生	护士	日期	时间	医生	护士
2020-08-11	08:00	心电图	陈烨					
2020-08-11	08:00	X线胸正位片	陈烨					
2020-08-11	08:00	血常规	陈烨					

(续表)

开始				停止		
日期	时间	医嘱	签名	日期	时间	签名
			医生 | 护士			医生 | 护士
2020-08-11	08:00	尿常规	陈烨			
2020-08-11	08:00	留置导尿术	陈烨			

🔖 学习过程

1 将需要即刻执行的医嘱内容正确转抄到治疗单上。

2 根据医嘱,双人核对治疗单,在核对过程中做到手到、眼到、口到。

活动三 评估患者、准备用物

🔖 学习目标

1. 在评估中能了解患者意识状况及配合程度。
2. 正确评估者病情、意识状态、膀胱充盈度及局部皮肤情况。
3. 能根据实际需要必要时备屏风等用物。
4. 评估过程中注重保护患者隐私。

🔖 建议学时

建议学时为5分钟。

🔖 学习准备

1. 模拟女性患者、床单位、笔、作业本。
2. 治疗车上层:无菌导尿包、治疗盘、弯盘、必要时备浴巾、垫巾、医嘱单、治疗单、手消毒液。
3. 治疗车下层:医疗垃圾桶、生活垃圾桶。

🔖 学习过程

1 护生携治疗单至患者床旁进行评估,正确评估其病情、意识状态、膀胱充盈度及局部皮肤情况,以及配合程度,写出评估内容。

2 根据实际需要准备用物齐全并列举出来。

活动四　实施留置导尿术

■ 学习目标 ■

1. 正确掌握留置导尿术的操作步骤。
2. 规范消毒会阴部皮肤及黏膜。
3. 留置尿管后交代患者注意事项。
4. 在操作过程中关爱患者,注重保护其隐私。

■ 建议学时 ■

建议学时为 15 分钟。

■ 学习准备 ■

1. 模拟女性患者、床单位、笔、作业本。
2. 治疗车上层:无菌导尿包、治疗盘、弯盘、必要时备浴巾、垫巾、医嘱单、治疗单、手消毒液。
3. 治疗车下层:医疗垃圾桶、生活垃圾桶。

■ 学习过程 ■

1 护生推治疗车至患者床旁给予施行留置导尿术,完成操作后写出操作过程。

2 写出两次消毒部位的顺序,用箭头流水形式记录下来。

■ 操作标准 ■

女性患者导尿术操作标准如表 15-2 所示。

表15-2 女性患者导尿术的操作评分标准(满分100分)

程序	规范项目	得分	评分标准	扣分	得分
操作前准备(20分)	1. 仪表端庄,着装整洁	2	一处不符合要求扣1分		
	2. 核对医嘱、治疗单(卡)	5	未核对扣5分;一处不符合扣1分		
	3. 评估 (1) 询问、了解患者的身体状况 (2) 了解患者膀胱充盈度及局部皮肤情况 (3) 向患者解释操作目的,并取得配合	6	未评估扣4分;评估不全一项扣2分;未解释扣2分		
	4. 洗手,戴口罩	2	一处不符合要求扣1分		
	5. 用物准备:清洁治疗盘内放置一次性导尿包/无菌导尿包、无菌持物钳、垫巾、浴巾、手消毒液、清洁弯盘,盛污物容器	5	少一件或一件不符合要求扣1分		
操作流程(60分)	1. 携用物至患者床旁,核对床号、姓名	3	不核对扣3分		
	2. 告知患者操作方法,关闭门窗,注意遮挡患者	3	未告知扣3分		
	3. 协助患者取屈膝仰卧位,臀下垫巾,脱去对侧裤腿,盖在近侧腿部,必要时浴巾遮盖近侧腿部,两腿略外展,暴露外阴,打开一次性导尿包外包装	3	体位不符合扣2分;一处不符合要求扣1分		
	4. 消毒外阴 (1) 将外阴消毒用物按操作顺序合理摆放 (2) 左手戴手套,右手持血管钳或镊子,依次消毒阴阜、大阴唇,左手分开大阴唇,消毒小阴唇及尿道口,顺序由外向内,自上而下,每个棉球只用一次	8	顺序颠倒一次扣2分;一处不符合要求扣1分		
	5. 洗手,核对	2	一处不符合要求扣1分		
	6. 取无菌导尿包置于患者两腿之间,按无菌原则的要求打开导尿包	2	一处不符合要求扣1分		

(续表)

程序	规范项目	得分	评分标准	扣分	得分
	7. 无菌区域的准备 (1) 戴无菌手套 (2) 铺孔巾,使孔巾和导尿包内层包布形成一个无菌区,按操作顺序整理无菌用物 (3) 检查尿管是否通畅,连接集尿袋 (4) 用液体石蜡棉球润滑导尿管前端	8	一处不符合要求扣2分		
	8. 以左手持纱布分开并固定小阴唇,右手用血管钳或镊子钳夹消毒棉球,按顺序消毒:尿道口→两侧小阴唇→尿道口,每个棉球只用1次	8	顺序颠倒一次扣2分;一处不符合要求扣2分		
	9. 左手继续固定小阴唇不松开,嘱患者深呼吸,同时用右手持另一把血管钳夹起导尿管对准尿道口轻轻插入尿道4~6 cm,见尿液流出后再插入7~10 cm,注入生理盐水固定,检查	8	一处不符合要求扣2分		
	10. 如病情需要做尿培养,用试管接取中段尿5 ml,盖好,撤出孔巾,脱去手套,放入导尿包内	5	一处不符合要求扣1分		
	11. 尿管稳妥地固定于床边,撤浴巾、垫巾	3	一处不符合要求扣1分		
	12. 协助患者整理衣裤,写留置尿管标签,取舒适体位,询问患者感受,整理床单元和用物,向患者致谢	2	一处不符合要求扣1分		
	13. 洗手	2	未洗手扣1分		
	14. 记录	3	未记录扣2分;记录不符合要求一处扣1分		
操作后评价 (15分)	1. 按消毒技术规范要求分类整理使用后物品	3	一处不符合要求扣1分		

(续表)

程序	规范项目	得分	评分标准	扣分	得分
	2. 正确指导患者 (1) 指导患者放松,在插导尿管过程中协调配合,避免污染 (2) 指导患者在留置导尿管期间保证充足入量,预防发生感染和结石 (3) 告知患者在留置导尿管期间防止尿管打折、弯曲、受压、脱出等情况的发生,保证其通畅 (4) 告知患者保持集尿袋低于耻骨联合水平位,防止逆行感染	5	未指导扣5分;指导不全一处扣1分		
	3. 语言通俗易懂,态度和蔼,护患沟通有效	2	沟通无效扣2分		
	4. 全过程动作熟练、规范,符合操作原则	5	一处不符合要求酌情扣1~2分		
回答问题 (5分)	1. 目的 (1) 采集患者尿标本做细菌培养 (2) 为尿潴留患者引流尿液,减轻痛苦 (3) 用于患者术前膀胱减压,以及下腹、盆腔器官手术中持续排空膀胱,避免术中误伤 (4) 尿道损伤早期或手术后作为支架引流,经导尿管对膀胱进行药物灌注治疗 (5) 患者昏迷、尿失禁或会阴部有损伤时,留置导尿管以保持局部干燥、清洁,避免尿液的刺激 (6) 抢救休克或危重患者,准确记录尿量、比重,为病情变化提供依据 (7) 为患者测量膀胱容量、压力及残余尿量,向膀胱注入造影剂或气体以协助诊断 2. 注意事项 (1) 患者留置导尿管期间,尿管要定时夹闭 (2) 尿潴留患者首次导出尿液<1 000 ml,以防出现虚脱和血尿 (3) 导尿管拔除后,注意观察患者排尿的异常症状	5	一项内容回答不全或回答错误扣0.5分		

评价标准

按照表15-3对护生的操作进行整体评价。

表15-3 女性患者导尿术操作评价表

工作流程	项目分值	项目	自评得分 ABCD	小组评得分 ABCD	教师评得分 ABCD
转抄医嘱（30分）	5	眉栏项目填写正确，无漏项			
	10	转抄医嘱内容准确			
	5	按时完成			
	5	执行护士签字、签署执行时间清晰准确			
	5	治疗卡填写准确，签字及签署时间清晰准确			
操作规程（40分）	5	评估患者正确			
	5	用物准备齐全			
	8	严格执行查对制度			
	6	消毒方法正确、操作方法正确			
	6	正确指导患者配合的方法			
	10	患者知晓导尿术的目的及注意事项，能积极地配合顺利插入			
学习能力（30分）	4	按时完成、无菌观念强			
	5	团队合作			
	5	关心、尊重患者、保护隐私			
	3	职业防护意识			
	5	操作熟练流畅			
	5	护患沟通			
	3	知识运用			
总分	100				

注：A级：完成任务质量达到该项目的90%～100%；B级：完成任务质量达到该项目的80%～89%；C级：完成任务质量达到该项目的60%～79%；D级：完成任务质量小于该项目的60%；总分按各级最高等级计算。

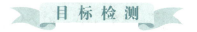

目标检测

一、选择题

1. 患者膀胱高度膨胀，且极度虚弱首次导尿量不超过（　　）。
   A. 300 ml   B. 500 ml   C. 1000 ml   D. 1500 m   E. 2000 ml
2. 为女性患者导尿，导尿管插入尿道最初的长度为（　　）。
   A. 4～6 cm   B. 7～9 cm   C. 10～12 cm   D. 13～15 cm   E. 16～18 cm
3. 下列哪种情况不需要行导尿管留置术？（　　）

A. 膀胱镜检查 B. 子宫切除术
C. 尿道修补术 D. 大面积烧伤
E. 休克、昏迷

4. 为防止逆行感染及尿盐沉积阻塞管腔,导尿管应(　　)。
   A. 每天更换 1 次 B. 每周更换 1 次
   C. 每周更换 2 次 D. 每 2 周更换 1 次
   E. 每月更换 1 次

5. 为女性患者导尿,第一次消毒外阴错误的方法是(　　)。
   A. 患者取仰卧屈膝位,双腿略外展
   B. 臀下垫布单及橡胶单
   C. 用 0.1% 苯扎溴铵棉球消毒外阴及尿道口
   D. 消毒顺序由内向外,自上而下
   E. 每个棉球只用 1 次

6. 为女性患者导尿时,符合无菌要求的操作是(　　)。
   A. 两次外阴部的消毒均是由内向外、自上而下
   B. 打开导尿包后应先铺洞巾后戴手套
   C. 手套污染后用乙醇消毒
   D. 导尿管插入阴道后应拔出重插
   E. 留取中段尿液 5 ml 做细菌培养检查

7. 为患者导尿时,导尿管误入阴道应(　　)。
   A. 拔出导尿管,重新插入 B. 更换导尿管,重新插入
   C. 嘱患者休息片刻再插管 D. 用苯扎溴铵棉球擦拭导尿管后插入
   E. 用碘伏棉球擦拭导尿管后插入

8. 关于尿液颜色的叙述错误的是(　　)。
   A. 正常尿液为淡黄色 B. 胆红素尿为黄褐色
   C. 乳糜尿为乳白色 D. 血红蛋白尿为粉红色
   E. 脓尿呈白色浑浊状

9. 膀胱刺激征的表现是(　　)。
   A. 尿频、尿急、尿多 B. 尿多、尿痛、尿急
   C. 尿痛、尿急、尿频 D. 尿少、尿频、尿急
   E. 尿急、腰痛、尿频

10. 为女性患者导尿第二次消毒尿道口及小阴唇的顺序为(　　)。
    A. 自上而下,由内向外 B. 自上而下,由外向内
    C. 自下而上,由内向外 D. 自下而上,由外向内
    E. 尿道口外螺旋式消毒 2 次

二、填空题

女性尿道特点:_____、_____、_____,长_____。

任务十六　男性患者留置导尿术

学习目标

1. 叙述案例中患者的主要护理问题。
2. 正确转抄治疗单。
3. 严格执行无菌操作。
4. 叙述留置导尿术的目的。
5. 叙述男性尿道特点,正确评估患者病情、意识状态、膀胱充盈度及局部皮肤情况。
6. 能根据正确的消毒顺序给予留置导尿术前的两次消毒。
7. 在操作过程中能有意识地保护患者隐私,告知其注意事项及配合要点。

学习任务

患者谢某某,男性,76岁,因"尿频、尿线变细2个月余排尿困难伴有尿痛2小时入院"。患者呈急性痛苦面容,查体:体温36.5℃,脉搏118次/分钟,呼吸26次/分钟,血压160/90 mmHg,体格检查:下腹部膨胀,耻骨上区触及充盈的膀胱。直肠指检:前列腺增大,表面光滑富于弹性,中央沟变浅或消失。诊断:①前列腺增生;②高血压病。医嘱:留置导尿术。

工作流程与活动

1. 接到任务后,查阅资料分析病例找出主要问题、列出护理措施(15分钟)。
2. 转抄并双人核对医嘱内容(5分钟)。
3. 评估患者后按照要求准备用物(5分钟)。
4. 为患者实施留置导尿术(15分钟)。

活动一　接收工作任务、明确工作要求

学习目标

1. 能正确分析病例找出患者主要护理问题。
2. 能针对患者主要护理问题,提出有针对性的护理措施。
3. 能独立查阅相关资料解决此问题。

建议学时

建议学时为15分钟。

学习准备

教材《护理学基础》《外科护理学》、笔、作业本。

学习过程

1. 借助《外科护理学》相关知识及《护理学基础》理论，分析案例中患者存在的主要护理问题。

   _____
   _____

2. 在列举的主要问题中找出首优问题，并列出主要护理措施。

   _____
   _____
   _____

活动二　接到医嘱并处理

学习目标

1. 能正确查看医嘱，理解医嘱内容。
2. 能正确转抄医嘱。
3. 能正确核对医嘱。

建议学时

建议学时为 5 分钟。

学习准备

准备好医嘱本和医嘱单（内容如表 16-1 所示）、治疗单夹板、空白治疗单、笔、护士表。

表 16-1　长期医嘱单

姓名　谢×× 年龄　76　性别　男　科别　外科　床号　9　住院号　20200812

开始					停止			
日期	时间	医嘱	签名		日期	时间	签名	
			医生	护士			医生	护士
2020-08-12	10:00	按内科泌尿系常规护理	陈艳					
2020-08-12	10:00	Ⅱ级护理	陈艳					
2020-08-12	10:00	Ⅱ级护工	陈艳					
2020-08-12	10:00	给予留置导尿术	陈艳					
2020-08-12	10:00	按内科泌尿系常规护理	陈艳					

学习过程

1. 将需要即刻执行的医嘱内容正确转抄到治疗单上。
   _____
   _____

2. 根据医嘱,双人核对治疗单,在核对过程中做到手到、眼到、口到。
   _____
   _____
   _____

活动三　评估患者、准备用物

学习目标

1. 在评估中能了解患者意识状况及配合程度。
2. 正确评估患者病情、意识状态、膀胱充盈度及局部皮肤情况。
3. 能根据实际需要必要时备屏风等用物。
4. 评估过程中注重保护患者隐私。

建议学时

建议学时为 5 分钟。

学习准备

1. 男性模拟患者、床单位、笔、作业本。
2. 治疗车上层:无菌导尿包、治疗盘、弯盘、必要时备浴巾、垫巾、医嘱单、治疗单、手消毒液。
3. 治疗车下层:医疗垃圾桶、生活垃圾桶。

学习过程

1. 护生携治疗单至患者床旁进行评估,正确评估患者病情、意识状态、膀胱充盈度及局部皮肤情况及配合程度,写出评估内容。
   _____
   _____
   _____

2. 根据实际需要准备用物齐全,并列举出来。
   _____
   _____
   _____

活动四　实施留置导尿术

◆ 学习目标 ◆

1. 正确掌握留置导尿术的操作步骤。
2. 规范消毒会阴部皮肤及黏膜。
3. 留置导尿管后交代患者注意事项。
4. 在操作过程中关爱患者,注重保护其隐私。

◆ 建议学时 ◆

建议学时为15分钟。

◆ 学习准备 ◆

1. 男性模拟患者、床单位、笔、作业本。
2. 治疗车上层:无菌导尿包、治疗盘、弯盘、必要时备浴巾、垫巾、医嘱单、治疗单、手消毒液。
3. 治疗车下层:医疗垃圾桶、生活垃圾桶。

◆ 学习过程 ◆

① 护生推治疗车至患者床旁给患者进行留置导尿术,完成操作后写出操作过程。

_____

_____

② 写出2次消毒部位的顺序,采用箭头流水形式记录。

_____

_____

◆ 操作标准 ◆

男性患者留置导尿术操作评分标准如表16-2所示。

表16-2　男性患者留置导尿术操作评分标准(满分100分)

程序	规范项目	得分	评分标准	扣分	得分
操作前准备(20分)	1. 仪表端庄,着装整洁	2	一处不符合要求扣1分		
	2. 核对医嘱、治疗单(卡)	5	未核对扣5分;一处不符合要求扣1分		
	3. 评估 (1)询问、了解患者的身体状况 (2)了解患者膀胱充盈度及局部皮肤情况 (3)向患者解释操作目的,并取得配合	6	未评估扣4分;评估不全一项扣2分;未解释扣2分		

(续表)

程序	规范项目	得分	评分标准	扣分	得分
	4. 洗手,戴口罩	2	一处不符合要求扣1分		
	5. 用物准备:清洁治疗盘内放置一次性导尿包、无菌持物钳、一次性中单/橡胶单和中单、手消毒液、清洁弯盘,盛污物容器	5	少一件或一件不符合要求扣1分		
操作流程(60分)	1. 携用物至患者床旁,核对床号、姓名	3	未核对扣3分;核对不全一处扣1分		
	2. 告知患者操作方法,关闭门窗,注意遮挡患者	3	未告知扣3分;一处不符合要求扣1分		
	3. 协助患者取屈膝仰卧位,臀下铺单,脱去对侧裤腿,盖在近侧腿部,两腿略外展,暴露外阴,打开一次性导尿包外包装	3	体位不符合要求扣2分;一处不符合要求扣1分		
	4. 消毒外阴 (1) 将外阴消毒用物按操作顺序合理摆放 (2) 左手戴手套,右手持血管钳或镊子,依次消毒阴阜、阴茎、尿道口、龟头、冠状沟,每个棉球只用一次	8	消毒顺序颠倒一次扣2分;一处不符合要求扣1分		
	5. 洗手、核对	2	一处不符合要求扣1分		
	6. 取无菌导尿包置于患者两腿之间,按无菌原则的要求打开导尿包的外、内层包布,按操作顺序整理无菌用物	2	一处不符合要求扣1分		
	7. 无菌区域的准备 (1) 戴无菌手套 (2) 铺孔巾,使孔巾和导尿包内层包布形成一个无菌区 (3) 用液体石蜡棉球润滑导尿管前端 (4) 检查导尿管是否通畅,连集尿袋	8	一处不符合要求扣2分		
	8. 左手用方纱把包皮后推暴露尿道口龟头冠状沟,按顺序消毒:尿道口→龟头→冠状沟。每个棉球只用一次	8	消毒顺序颠倒一次扣2分;一处不符合要求扣2分		

（续表）

程序	规范项目	得分	评分标准	扣分	得分
	9. 左手继续固定不松开,嘱患者深呼吸,同时用右手持另一血管钳夹住导尿管对准尿道口轻轻插入 18～22 cm,见尿液流出后再插入 7～10 cm,固定,轻轻拉导尿管有阻力感	8	一处不符合要求扣 2 分		
	10. 如患者病情需要做尿培养,关闭引流袋开关,用试管接取中段尿液 5 ml,盖好瓶盖。撤出孔巾,脱去手套,放入导尿包内,集尿袋妥善固定在床边	8	一处不符合要求扣 1 分		
	11. 协助患者整理衣裤,取舒适体位,询问患者感受,整理床单元和用物,向患者致谢	2	一处不符合要求扣 1 分		
	12. 洗手	2	未洗手扣 1 分		
	13. 记录	3	未记录扣 2 分;记录不符合要求一处扣 1 分		
操作后评价（15分）	1. 按消毒技术规范要求分类整理使用后的物品	3	一处不符合要求扣 1 分		
	2. 正确指导患者 (1) 指导患者放松,在操作过程中协调配合,避免污染 (2) 指导患者在留置导尿管期间保证充足入量,预防发生尿路感染和结石 (3) 告知患者在留置导尿管期间防止导尿管打折、弯曲、受压、脱出等情况的发生,保证其通畅 (4) 告知患者保持集尿袋高度低于耻骨联合水平,防止逆行感染	5	未指导扣 5 分;指导不全一处扣 1 分		
	3. 语言通俗易懂,态度和蔼,护患沟通有效	2	态度语言不符合要求各扣 1 分;沟通无效扣 2 分		
	4. 全过程动作熟练、规范,符合操作原则	5	一处不符合要求酌情扣 1～2 分		
回答问题（5分）	1. 目的 (1) 采集患者尿标本做细菌培养 (2) 为尿潴留患者引流尿液,减轻痛苦 (3) 用于患者术前膀胱减压,以及下腹、盆腔器官手术中持续排空膀胱,避免术中误伤	5	一项内容回答不全或回答错误扣 0.5 分		

(续表)

程序	规范项目	得分	评分标准	扣分	得分
	(4) 尿道损伤早期或手术后作为支架引流,经导尿管对膀胱进行药物灌注治疗 (5) 患者昏迷、尿失禁或会阴部有损伤时,留置导尿管以保持局部干燥、清洁,避免尿液的刺激 (6) 抢救休克或危重患者,准确记录尿量、比重,为病情变化提供依据 (7) 为患者测量膀胱容量、压力及残余尿量,向膀胱注入造影剂或气体以协助诊断 2. 注意事项 (1) 患者留置尿管期间,尿管要定时夹闭 (2) 尿潴留患者一次导出尿液需<1000 ml,以防出现虚脱和血尿 (3) 导尿管拔除后,注意观察患者排尿的异常症状				

评价标准

按照表 16-3 对护生的操作进行整体评价。

表 16-3 男性患者留置导尿术操作评价表

工作流程	项目分值	项 目	自评得分 ABCD	小组评得分 ABCD	教师评得分 ABCD
转抄医嘱 (30分)	5	眉栏项目填写正确,无漏项			
	10	转抄医嘱内容准确			
	5	按时完成			
	5	执行护士签字、签署执行时间清晰准确			
	5	治疗卡填写准确,签字及签署时间清晰准确			
操作规程 (40分)	5	评估患者正确			
	5	用物准备齐全			
	8	严格执行查对制度			
	6	消毒方法和操作方法正确			
	6	正确指导患者配合的方法			
	10	患者知晓导尿术的目的及注意事项,能积极地配合顺利插入导尿管			

(续表)

工作流程	项目分值	项 目	自评得分 ABCD	小组评得分 ABCD	教师评得分 ABCD
学习能力（30分）	4	按时完成、无菌观念强			
	5	团队合作			
	5	关心、尊重患者、保护其隐私			
	3	职业防护意识			
	5	操作熟练流畅			
	5	护患沟通			
	3	知识运用			
总分	100				

注：A级：完成任务质量达到该项目的90%~100%；B级：完成任务质量达到该项目的80%~89%；C级：完成任务质量达到该项目的60%~79%；D级：完成任务质量小于该项目的60%；总分按各级最高等级计算。

目标检测

一、选择题

1. 正常成人一昼夜平均尿量为（　　）。
   A. 500 ml　　B. 1 000 ml　　C. 1 500 ml　　D. 2 000 ml　　E. 2 500 ml
2. 临床无需观察尿量的患者是（　　）。
   A. 心力衰竭　　　　　　B. 肾小球肾炎
   C. 胃溃疡　　　　　　　D. 糖尿病
   E. 休克
3. 关于尿潴留患者的护理，下列说法错误的是（　　）。
   A. 让患者听流水声　　　B. 轻轻按摩下腹部
   C. 用温水冲洗会阴　　　D. 导尿术
   E. 口服利尿剂
4. 男性患者导尿时，使阴茎与腹壁成60°角的目的是（　　）。
   A. 耻骨下弯消失　　　　B. 耻骨下弯扩大
   C. 膀胱颈部肌肉放松　　D. 耻骨前弯扩大
   E. 耻骨前弯消失
5. 为男性患者导尿时，若导尿管插入受阻的原因是（　　）。
   A. 导尿管太软太细　　　B. 导尿管太粗
   C. 插入方向不对　　　　D. 患者体位不正确
   E. 膀胱颈部肌肉收缩
6. 男性患者导尿出现导管插入受阻，应该（　　）。
   A. 拔出导尿管重新插入
   B. 嘱患者忍耐，用力插入
   C. 稍停片刻，嘱患者深呼吸再缓慢插入

D. 更换金属导尿管

E. 行局麻后,再插入导尿管

7. 为男性患者导尿,下列方法不妥的是(　　)。

A. 术者站在患者右侧

B. 患者取仰卧位,两腿平伸

C. 暴露尿道口,从冠状沟向尿道口进行消毒

D. 提起阴茎与腹壁成60°角

E. 导尿管插入22~24 cm

二、填空题

男性导尿时插入导尿管长度为_____cm,男性尿道有2个弯,即_____和_____,3个狭窄,即_____、_____、_____。

任务十七 膀胱冲洗术

学习目标

1. 叙述案例中患者的主要护理问题。
2. 正确转抄治疗单。
3. 严格执行无菌操作,规范膀胱冲洗术。
4. 正确叙述膀胱冲洗术的适应证、目的及注意事项。
5. 正确叙述常用膀胱冲洗液种类、浓度、温度、容量。
6. 正确判断膀胱冲洗引流液的性状、量改变及患者病情变化,并进行相应处理。
7. 操作过程中恰当应用护患沟通技巧,注重保护患者的隐私。

学习任务

患者李某,女性,40岁,因右下腹阵发性剧痛2小时入院。患者呈急性痛苦病容,检查:体温39.1℃,脉搏110次/分,呼吸24次/分,血压120/60mmHg。入院后经各项检查,诊断:慢性阑尾炎急性发作,给予"阑尾切除术"治疗。术后麻醉清醒7小时后,患者自诉:下腹胀痛,排尿困难。查体:下腹部膨胀,膀胱区过度充盈,予以留置导尿术,留置导尿管第3天集尿袋引流出浑浊液体,医嘱:0.02%呋喃西林液500ml膀胱冲洗每天1次(Qd)。

工作流程与活动

1. 接到任务后,查阅资料分析病例找出主要问题、列出护理措施(15分钟)。
2. 转抄并双人核对医嘱内容(5分钟)。
3. 评估患者后按照要求准备用物(5分钟)。
4. 为患者实施膀胱冲洗术(15分钟)。

活动一 接收工作任务、明确工作要求

▫ 学习目标 ▫

1. 能正确分析病例找出患者主要护理问题。
2. 能针对患者主要护理问题,提出有针对性的护理措施。
3. 能独立查阅相关资料,并解决问题。

建议学时

建议学时为 15 分钟。

学习准备

教材《护理学基础》《外科护理学》、笔、作业本。

学习过程

1. 借助《外科护理学》相关知识及《护理学基础》理论,分析案例中患者存在的主要护理问题。

   _____
   _____
   _____

2. 在列举的主要问题中找出首优问题,并列出主要护理措施。

   _____
   _____
   _____

活动二　接到医嘱并处理

学习目标

1. 能正确查看医嘱,理解医嘱内容。
2. 能正确转抄医嘱。
3. 能正确核对医嘱。

建议学时

建议学时为 5 分钟。

学习准备

准备好医嘱本和医嘱单(内容如表 17-1 所示)、治疗单夹板、空白治疗单、笔、护士表。

表 17-1　长期医嘱单

姓名　李×　　年龄　40　　性别　女　　科别　外科　　床号　7　　住院号　20200813

开始					停止			
日期	时间	医嘱	签名		日期	时间	签名	
			医生	护士			医生	护士
2020-08-13	08:00	按普通外科疾病常规护理	王丽					
2020-08-13	08:00	Ⅰ级护理	王丽					
2020-08-13	08:00	测 T、P、R、Bp　Q2h	王丽					
2020-08-13	08:00	记 24 小时出入量	王丽					

(续表)

开　　始					停　　止			
日期	时间	医嘱	签名		日期	时间	签名	
			医生	护士			医生	护士
2020-08-13	08:00	留置导尿术	王丽					
2020-08-13	08:00	20％甘露醇125 ml,静脉滴注,Q6 h	王丽					
2020-08-13	08:00	0.02％呋喃西林溶液500 ml膀胱冲洗 Qd	王丽					

学习过程

1 将需要即刻执行的医嘱内容正确转抄到治疗单上。

2 根据医嘱,双人核对治疗单,在核对过程中做到手到、眼到、口到。

活动三　评估患者、准备用物

学习目标

1. 在评估中能了解患者意识状况及配合程度。
2. 正确评估患者病情、意识状态、膀胱充盈度及局部皮肤情况。
3. 能根据实际需要必要时备屏风等用物。
4. 评估过程中注重保护患者的隐私。

建议学时

建议学时为5分钟。

学习准备

1. 模拟患者、床单位、笔、作业本。
2. 治疗车上层:0.02％呋喃西林溶液500 ml、输液器、膀胱冲洗装置1套、皮肤消毒液、棉签、治疗盘、胶布、弯盘、治疗巾、垫巾、医嘱单、治疗单、手消毒液。
3. 治疗车下层:医疗垃圾桶、生活垃圾桶。

学习过程

1 护生携治疗单至患者床旁进行评估,正确评估其病情、意识状态、膀胱充盈度,以及局部皮肤情况及配合程度,写出评估内容。
_____
_____

2 根据实际需要准备用物齐全并列举出来。
_____
_____
_____

活动四　实施膀胱冲洗术

◧ 学习目标 ◧

1. 正确掌握膀胱冲洗术的操作步骤。
2. 能规范消毒穿刺部位。
3. 膀胱冲洗术后交代患者注意事项。
4. 在操作过程中关爱患者,注重保护其隐私。

◧ 建议学时 ◧

建议学时为15分钟。

◧ 学习准备 ◧

1. 模拟女性患者、床单位、笔、作业本。
2. 治疗车上层:0.02％呋喃西林液500 ml、输液器、膀胱冲洗装置1套、皮肤消毒液、棉签、治疗盘、胶布、弯盘、治疗巾、垫巾、医嘱单、治疗单、手消毒液。
3. 治疗车下层:医疗垃圾桶、生活垃圾桶。

◧ 学习过程 ◧

1 护生推治疗车至患者床旁给患者进行膀胱冲洗术,完成操作后写出操作过程。
_____
_____
_____

2 思考为什么不能一次将0.02％呋喃西林液500 ml冲入膀胱内,写出理由。
_____
_____
_____

◧ 操作标准 ◧

膀胱冲洗术操作评分标准如表17-2所示。

表 17-2 膀胱冲洗术的操作评分标准(满分 100 分)

程序	规范项目	分值	评分标准	扣分
操作前准备(20 分)	1. 仪表端庄、着装整洁	2	一处不符合要求扣 1 分	
	2. 核对医嘱、治疗单(卡)	5	未核对扣 5 分;一处不符合要求扣 1 分	
	3. 评估 (1)患者病情,是否有腹痛、腹胀 (2)尿液性质、尿管是否通畅、有无渗漏或尿管脱出,尿液是否排尽 (3)解释操作目的,取得患者配合	6	未评估扣 4 分;评估不全一项扣 2 分;未解释扣 2 分	
	4. 洗手,戴口罩	2	一处不符合要求扣 1 分	
	5. 用物准备:手消毒液、清洁治疗盘内按医嘱备冲洗液、输液器、治疗巾、手套、止血钳、消毒剂、棉签、网袋、启瓶器、膀胱冲洗装置 1 套、胶布、治疗单、盛污物容器	5	少一件或一件不符合要求扣 1 分	
操作流程(60 分)	1. 核对冲洗液,开启铝盖,套网袋,消毒后插入输液管	6	一处不符合要求扣 1 分	
	2. 携用物至床旁,核对床号、姓名	3	不核对扣 3 分;核对不全扣 1 分	
	3. 向患者告知操作配合要点,协助患者取适宜体位	3	体位不舒适扣 2 分;一处不符合要求扣 1 分	
	4. 将备好的冲洗液挂于输液架上,排尽空气,关闭调节器	6	一处不符合要求扣 2 分	
	5. 铺治疗巾于尿管引流口下方,戴手套,分离导尿管与引流袋,消毒导尿管口和引流管接头,与 Y 型管连接,主管连接冲洗导管(输液器去除头皮针端),其余两管分别于导尿管和引流管相连接	8	未戴手套扣 3 分;未消毒扣 5 分;针头穿破导尿管对侧扣 5 分;不固定扣 2 分	
	6. 夹闭引流管,打开输液管调节器,按要求调节冲洗速度,使冲洗液流入膀胱内进行冲洗,每次滴入量为 200~300 ml	10	一处不符合要求扣 3 分	
	7. 夹闭冲洗管,打开引流管,排出冲洗液。按需要量,如此反复冲洗	3	一处不符合要求扣 1 分	
	8. 观察冲洗液流出的速度、色泽、浑浊度及患者反应。评估冲洗入量和出量,膀胱有无憋胀感	6	一处不符合要求扣 1 分	
	9. 冲洗完毕,关闭输液调节器,分离冲洗管,消毒导尿管口和引流管接头并连接,开放引流管	5	一处不符合要求扣 2 分	
	10. 询问患者操作感受,告知注意事项	5	未告知注意事项扣 5 分;告知不全酌情扣 1~5 分;一处不符合要求扣 1 分	

(续表)

程序	规范项目	分值	评分标准	扣分
	11. 协助患者取舒适体位,整理床单位和用物,致谢	2	一处不符合要求扣1分	
	12. 洗手	1	未洗手扣1分	
	13. 记录	2	未记录扣1分;记录不符合要求一处扣1分	
操作后评价(15分)	1. 按消毒技术规范要求分类处理使用后物品	3	一处不符合要求扣1分	
	2. 正确指导患者:告知患者膀胱冲洗的目的、方法及注意事项	5	未指导扣5分;指导不全一处扣2分	
	3. 语言通俗易懂,态度和蔼,沟通有效	2	态度、语言不符合要求各扣1分;沟通无效扣2分	
	4. 全过程动作熟练、规范,符合操作原则	5	一处不符合要求酌情扣1～2分	
回答问题(5分)	1. 目的 (1) 预防和治疗泌尿系统感染 (2) 预防和减少泌尿系统手术后血凝块的形成 (3) 解除尿道阻塞,保持尿道通畅 2. 注意事项 (1) 冲洗膀胱压力不宜过大,吸出液体不能再注入膀胱 (2) 如流出液体少于注入量,可能有导管阻塞或导尿管在膀胱内位置不当,应及时处理 (3) 操作过程中,严密观察患者生命体征。出现异常时应及时通知医师	5	一项内容回答不全或回答错误扣0.5分	

▣ 评价标准 ▣

按照表17-3对护生的操作进行整体评价。

表17-3 膀胱冲洗术操作评价表

工作流程	项目分值	项目	自评得分 ABCD	小组评得分 ABCD	教师评得分 ABCD
转抄医嘱(30分)	5	眉栏项目填写正确,无漏项			
	10	转抄医嘱内容准确			
	5	膀胱冲洗时间安排合理			
	5	执行护士签字、签署执行时间清晰准确			
	5	治疗卡填写准确,签字及签署时间清晰准确			

（续表）

工作流程	项目分值	项　目	自评得分 ABCD	小组评得分 ABCD	教师评得分 ABCD
膀胱冲洗术护理（40分）	5	评估患者正确			
	5	用物准备齐全			
	5	严格执行查对制度			
	12	膀胱冲洗方法正确			
	8	患者知晓膀胱冲洗的作用及注意事项、配合要点			
	5	记录正确			
学习能力（30分）	4	按时完成			
	5	团队合作			
	5	关爱患者			
	3	职业防护意识			
	5	操作熟练流畅			
	5	护患沟通			
	3	知识运用			
总分	100				

注：A级：完成任务质量达到该项目的90%～100%；B级：完成任务质量达到该项目的80%～89%；C级：完成任务质量达到该项目的60%～79%；D级：完成任务质量小于该项目的60%；总分按各级最高等级计算。

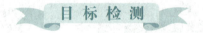

目 标 检 测

一、选择题

1. 膀胱冲洗或滴药者可使用（　　）。
   A. 双腔气囊导尿管　　　　　B. 三腔气囊导尿管
   C. 橡胶导尿管　　　　　　　D 单腔硅胶导尿管
   E. 以上都不正确

2. 长期留置导尿后，尿液浑浊沉淀或结晶应（　　）。
   A. 多饮水，膀胱冲洗　　　　B. 经常更换卧位
   C. 膀胱内滴药　　　　　　　D. 热敷下腹部
   E. 经常清洁尿道口

3. 膀胱冲洗时的操作下列哪项是错误的？（　　）
   A. 排空膀胱
   B. 瓶内液面距床面约60 cm
   C. 滴速一般为60～80滴/分
   D. 冲洗液总量不超过200～300 ml，以免压力增大
   E. 每天冲洗3～4次

4. 长期留置导尿管的患者,发现尿液混浊沉淀时,除大量饮水外还应(　　)。
   A. 碱化尿液　　　　　　　B. 口服抗生素
   C. 口服高渗糖　　　　　　D. 膀胱冲洗
   E. 膀胱内滴药
5. 下列哪项不是膀胱冲洗的目的?(　　)
   A. 保持其尿液引流通畅
   B. 清除膀胱内血块、黏液、异物等预防感染
   C. 解除尿潴留
   D. 治疗膀胱炎
   E. 治疗膀胱癌

二、填空题

1. 膀胱冲洗时,"Y"形管位置应低于_____,以便于引流;持续冲洗时冲洗管和引流管应_____小时更换一次。
2. 膀胱冲洗方法分为_____和_____。
3. 膀胱冲洗时,冲洗液瓶内液面距床面约_____cm,冲洗速度根据流出液的颜色进行调节,一般为_____滴/分钟,冲洗量_____毫升/次,_____/天。如果滴入药液,需在膀胱内保留_____分钟后再引流出体外。

任务十八　大量不保留灌肠

学习目标

1. 叙述案例中患者的主要护理问题。
2. 正确转抄治疗单。
3. 按医嘱正确配制灌肠液,叙述灌肠液种类、浓度、温度、容量。
4. 叙述大量不保留灌肠的目的及注意事项。
5. 根据病情、药物,对患者进行灌肠指导和观察,确保患者安全。
6. 操作中关心患者,恰当应用护患沟通技巧,注重人文关怀,减少暴露。

学习任务

患者唐某,男性,65岁,因反复腹胀、皮肤黏膜出血2年,夜间失眠,白天昏睡1周入院。昨天食鸡蛋后出现言语含糊,答非所问。患者有5天未解大便,小便少。有乙肝病史多年。体检:体温36.6℃,脉搏80次/分,呼吸24次/分,血压90/70mmHg,嗜睡,定向力差。患者消瘦,呈慢性肝病面容,巩膜黄染,扑翼样震颤(+),腹壁可见静脉曲张,脾肋下2cm可触及,腹部移动性浊音(+),双下肢可见淤斑。初步诊断为:肝硬化、肝性脑病。医嘱:0.9%氯化钠500ml不保留灌肠。

工作流程与活动

1. 接到任务后,查阅资料分析病例找出主要问题、列出护理措施(15分钟)。
2. 转抄并双人核对医嘱内容(5分钟)。
3. 评估患者后按照要求准备用物(5分钟)。
4. 为患者实施大量不保留灌肠(15分钟)。

活动一　接收工作任务、明确工作要求

■ 学习目标

1. 能正确分析病例找出患者主要护理问题。
2. 能针对患者主要护理问题,提出有针对性的护理措施。
3. 能独立查阅相关资料,并解决问题。

建议学时

建议学时为 15 分钟。

学习准备

教材《护理学基础》《内科护理学》、笔、作业本。

学习过程

1 借助《内科护理学》相关知识及《护理学基础》理论,分析案例中患者存在的主要护理问题。

_____
_____
_____

2 在列举的主要问题中找出首优问题,并列出主要护理措施。

_____
_____
_____

活动二 接到医嘱并处理

学习目标

1. 能正确查看医嘱,理解医嘱内容。
2. 能正确转抄医嘱。
3. 能正确核对医嘱。

建议学时

建议学时为 5 分钟。

学习准备

准备好医嘱本和医嘱单(内容如表 18-1 所示)、治疗单夹板、空白治疗单、笔、护士表。

表 18-1 临时医嘱单

姓名 唐×× 年龄 65 性别 男 科别 内科 床号 7 住院号 20200730

日期	时间	医嘱内容	医生	执行护士	执行时间
2020-07-30	08:00	血常规	李话		
2020-07-30	08:00	X 线胸片	李话		
2020-07-30	10:00	0.9%氯化钠 500 ml 不保留灌肠	李话		

学习过程

1 将需要即刻执行的医嘱内容正确转抄到治疗单上。

_____
_____

② 根据医嘱,双人核对治疗单,在核对过程中做到手到、眼到、口到。
_____
_____
_____

活动三　评估患者、准备用物

▣ 学习目标 ▣
1. 正确评估患者病情、意识状况及配合程度。
2. 能根据实际需要,必要时备屏风等用物。
3. 评估过程中注重保护患者的隐私。

▣ 建议学时 ▣
建议学时为 5 分钟。

▣ 学习准备 ▣
1. 模拟患者、床单位、笔、作业本。
2. 治疗车上层:手消毒液、清洁治疗盘内放灌肠袋、治疗碗内放止血钳、液体石蜡、棉签、弯盘、卫生纸、垫巾、手套、输液架、水温计、便盆、手套、盛污物容器、必要时备屏风,0.9%氯化钠注射液 500 ml(温度为 39~41 ℃)。
3. 治疗车下层:医疗垃圾桶、生活垃圾桶。

▣ 学习过程 ▣
① 护生携治疗单至患者床旁进行评估,正确评估其病情、意识状态、腹部情况及配合程度,写出评估内容。
_____
_____
_____

② 根据实际需要准备用物齐全并列举出来。
_____
_____
_____
_____

活动四　实施大量不保留灌肠

▣ 学习目标 ▣
1. 正确掌握大量不保留灌肠的操作步骤。

2. 在灌肠过程中注重观察液面下降速度和患者的病情变化。
3. 大量不保留灌肠后会交代患者注意事项。
4. 在操作过程中关爱患者,注重保护隐私。

建议学时

建议学时为 15 分钟。

学习准备

1. 模拟女性患者、床单位、笔、作业本。
2. 治疗车上层:手消毒液、清洁治疗盘内放灌肠袋、治疗碗内放止血钳、液体石蜡、棉签、弯盘、卫生纸、垫巾、输液架、水温计、便盆、手套、盛污物容器、必要时备屏风,0.9%氯化钠注射液 500 ml(温度为 39～41 ℃)。
3. 治疗车下层:医疗垃圾桶、生活垃圾桶。

学习过程

1 护生推治疗车至患者床旁进行大量不保留灌肠,完成操作后写出操作过程。

2 写出大量不保留灌肠后注意事项内容。

操作标准

大量不保留灌肠法的操作标准如表 18-2 所示。

表 18-2 大量不保留灌肠法的操作评分标准(满分 100 分)

程序	规范项目	分值	评分标准	扣分
操作前准备(20 分)	1. 仪表端庄、着装整洁	2	一处不符合要求扣 1 分	
	2. 核对医嘱、治疗单(卡)	5	未核对扣 5 分;一处不符合要求扣 1 分	
	3. 评估 (1) 询问,了解患者身体状况,排便情况 (2) 向患者解释操作目的,取得患者配合	6	未评估扣 4 分;评估不全一项扣 2 分;未解释扣 2 分	
	4. 洗手,戴口罩	2	一处不符合要求扣 1 分	
	5. 用物准备:手消毒液、清洁治疗盘内放灌肠袋、治疗碗内放止血钳、液体石蜡、棉球、弯盘、棉签、卫生纸、橡胶单和垫巾、输液架、水温计、便盆、手套、盛污物容器、必要时备屏风,灌肠液及液量遵医嘱,药液温度为 39～41 ℃	5	少一件或一件不符合要求扣 1 分	

（续表）

程序	规范项目	分值	评分标准	扣分
操作流程（60分）	1. 携用物至患者床旁核对床号、姓名	3	不核对扣3分；核对不全一处扣1分	
	2. 告知患者操作流程和配合，关闭门窗、遮挡患者	3	未告知扣3分；一处不符合要求扣1分	
	3. 根据病情及病变部位选择适当的体位（常用侧卧位），将裤腿退至膝部，臀下垫橡胶中单和垫巾，弯盘置于臀边，盖好盖被	6	一处不符合要求扣2分	
	4. 将灌肠袋挂于输液架上，液面与肛门距离40～60 cm	6	一处不符合要求扣2分	
	5. 液体石蜡润滑肛管前端，排出管内气体，用血管钳夹紧肛管	6	一处不符合要求扣2分	
	6. 分开臀部，露出肛门，将肛管轻轻插入直肠7～10 cm，小儿为4～7 cm	10	一处不符合要求扣2分	
	7. 一手固定肛管，另一手松开血管钳，使溶液缓慢流入	8	不用手固定肛管扣2分	
	8. 观察液面下降情况，询问患者感觉，安慰患者	6	一处不符合要求扣2分	
	9. 药液注入完毕，夹闭肛管用卫生纸包住肛管，轻轻拔出置于弯盘内，擦净肛门，协助患者平卧，尽可能保留5～10分钟后再排便。不便下床者，给予便器	6	一处不符合要求扣2分	
	10. 询问和观察患者反应，告知注意事项，协助患者取舒适体位，整理床单位和用物，致谢	3	一处不符合要求扣1分	
	11. 洗手	1	未洗手扣1分	
	12. 记录，在当天体温单的大便栏内正确记录灌肠结果	2	不记录或记录不准确扣2分	
操作后评价（15分）	1. 按消毒技术规范要求分类整理使用后物品	3	一处不符合要求扣1分	
	2. 正确指导患者 (1) 灌肠过程中，患者有便意，指导患者做深呼吸，同时适当调低灌肠筒的高度，减慢流速 (2) 指导患者如有心慌、气促等不适症状，立即平卧，暂停操作，避免意外的发生	5	未指导扣5分；指导不全一处扣2分	

(续表)

程序	规范项目	分值	评分标准	扣分
	3. 语言通俗易懂,态度和蔼,沟通有效	2	态度、语言不符合要求各扣1分;沟通无效扣2分	
	4. 全过程动作熟练、规范,符合操作原则	5	一处不符合要求酌情扣1~2分	
回答问题 (5分)	1. 目的 (1) 为手术、分娩或检查的患者进行肠道准备 (2) 刺激肠蠕动,软化粪便,解除便秘,排除肠内积气,减轻腹胀 (3) 稀释和清除肠道内有害物质,减轻中毒 (4) 灌入低温液体,为高热患者降温 2. 注意事项 (1) 对急腹症、妊娠早期、消化道出血的患者禁止灌肠;伤寒患者灌肠量需＜500 ml,液面距肛门不得超过30 cm (2) 降温灌肠者,灌肠后保留30分钟再排便,排便后30分钟测量体温	5	一项内容回答不全或回答错误扣0.5分	

评价标准

按表18-3对护生的操作进行整体评价。

表18-3 大量不保留灌肠法操作评价表

工作流程	项目分值	项 目	自评得分 ABCD	小组评得分 ABCD	教师评得分 ABCD
转抄医嘱 (30分)	5	眉栏项目填写正确,无漏项			
	10	转抄医嘱内容准确			
	5	灌肠时间安排合理			
	5	执行护士签字、签署执行时间清晰准确			
	5	治疗卡填写准确,签字及签署时间清晰准确			
灌肠护理 (40分)	5	评估患者正确			
	5	用物准备齐全,灌肠液配制正确			
	8	严格执行查对制度			
	6	协助患者取舒适体位			
	6	灌肠操作指导正确			
	10	患者知晓灌肠的作用及注意事项			

(续表)

工作流程	项目分值	项　　目	自评得分 ABCD	小组评得分 ABCD	教师评得分 ABCD
学习能力（30分）	4	按时完成			
	5	团队合作			
	5	关爱患者			
	3	职业防护意识			
	5	操作熟练流畅			
	5	护患沟通			
	3	知识运用			
总分	100				

注：A级：完成任务质量达到该项目的90%～100%；B级：完成任务质量达到该项目的80%～89%；C级：完成任务质量达到该项目的60%～79%；D级：完成任务质量小于该项目的60%；总分按各级最高等级计算。

目标检测

一、选择题

1. 下列哪项不是大量不保留灌肠的目的？（　　）
   A. 刺激肠蠕动，软化和清除粪便，解除便秘
   B. 常用于腹部及盆腔手术前的准备
   C. 手术前保持肠道清洁
   D. 从肛门灌入镇静药物，达到治疗的目的
   E. 为高热患者降温

2. 下列哪项不是常用的大量不保留灌肠溶液？（　　）
   A. 0.1%肥皂水　　　　　　　　B. 0.2%肥皂水
   C. 生理盐水　　　　　　　　　D. 0.9%氯化钠
   E. "1、2、3"灌肠溶液

3. 患者张某，男性。26岁，因中暑入院，体温持续在39.8℃以上，按医嘱行灌肠术降温，下列不正确的操作是（　　）。
   A. 肛管插入直肠7～10 cm　　　B. 药液温度为4℃
   C. 药液量为500 ml　　　　　　D. 液面距肛门＜30 cm
   E. 患者可取左侧卧位

4. 在灌肠时，若液体尚未流尽，患者已有便意应采取的措施是（　　）。
   A. 立即停止灌入，拔出肛管　　B. 尽快灌入，缩短时间
   C. 继续灌入直到灌完为止　　　D. 减低压力，嘱患者深呼吸
   E. 按摩患者腹部

5. 下列哪项不是终止灌肠操作的指征？（　　）
   A. 有便意　　B. 面色苍白　　C. 剧烈腹痛　　D. 心慌气急　　E. 出冷汗

6. 不宜做大量不保留灌肠的患者是（　　）。
   A. 直肠结肠镜检查　　　　　　B. 腹部 X 线摄片
   C. 腹部手术前　　　　　　　　D. 为孕妇保胎时
   E. 习惯性便秘
7. 成人大量不保留灌肠肛管插入肛门的深度为（　　）。
   A. 7～10 cm　　B. 10～15 cm　　C. 15～20 cm　　D. 15～18 cm　　E. 2～25 cm
8. 大量不保留灌肠嘱患者尽量忍耐（　　）。
   A. 5～10 分钟　　B. 10～15 分钟　　C. 15～20 分钟　　D. 20～30 分钟　　E. 1 小时以上
9. 大量不保留灌肠,溶液流入受阻应（　　）。
   A. 抬高灌肠筒　　　　　　　　B. 降低灌肠筒
   C. 移动肛管　　　　　　　　　D. 嘱患者深呼吸
   E. 拔出肛管重插

二、填空题

1. 由于灌肠目的不同,灌肠法分为_____和_____两大类。
2. 不保留灌肠分为_____、_____和_____。
3. 大量不保留灌肠的禁忌证有_____、_____、_____和_____。
4. 大量不保留灌肠采用的溶液是_____和_____。成人每次用量_____ml,小儿_____ml,伤寒患者_____ml。溶液温度为_____℃,降温时_____℃,中暑用_____℃。肛管插入直肠_____cm,液面距离肛门_____cm,伤寒患者的高度是_____cm。灌肠液保留_____分钟后再排便,降温患者要保留_____分钟,排便后_____分钟后再测量体温。
5. 1/E 代表_____,0/E 代表_____,1,1/E 代表_____。

任务十九　小量不保留灌肠

学习目标

1. 叙述案例中患者的主要护理问题。
2. 正确转抄治疗单。
3. 按医嘱正确配制灌肠液、说出灌肠液种类、浓度、温度、容量。
4. 叙述小量不保留灌肠的目的及注意事项。
5. 根据病情、药物对患者进行灌肠指导和观察,确保其安全。
6. 操作中关心患者,恰当应用护患沟通技巧,注重人文关怀,减少暴露。

学习任务

患者刘强,男性,68岁,因左侧肢体麻木、无力5天,不能活动3小时入院。该患者经常便秘,3天来未排便。有高血压病史3年。查体:血压160/90 mmHg,神志清楚,语言流利,左侧鼻唇沟浅,左侧肢体偏瘫,左侧病理征阳性,左侧痛觉减退,双眼左侧偏盲。入院后患者不断叹气,情绪低落。初步诊断为:①脑血栓形成;②高血压病。医嘱:"1、2、3"溶液不保留灌肠。

工作流程与活动

1. 接到任务后,查阅资料分析病例找出主要问题、列出护理措施(15分钟)。
2. 转抄并双人核对医嘱内容(5分钟)。
3. 评估患者后按照要求准备用物(5分钟)。
4. 为患者实施小量不保留灌肠(15分钟)。

活动一　接收工作任务、明确工作要求

学习目标

1. 能正确分析病例找出患者的主要护理问题。
2. 能针对患者主要的护理问题,提出有针对性的护理措施。
3. 能独立查阅相关资料解决此问题。

建议学时

建议学时为15分钟。

学习准备

教材《护理学基础》《内科护理学》、笔、作业本。

学习过程

1. 借助《内科护理学》相关知识及《护理学基础》理论,分析案例中患者存在的主要护理问题。

   _____
   _____
   _____

2. 在列举的主要问题中找出首优问题,并列出主要护理措施。

   _____
   _____
   _____
   _____

活动二 接到医嘱并处理

学习目标

1. 能正确查看医嘱,理解医嘱内容。
2. 能正确转抄医嘱。
3. 能正确核对医嘱。

建议学时

建议学时为 5 分钟。

学习准备

准备好医嘱本和医嘱单(内容如表 19-1 所示)、治疗单夹板、空白治疗单、笔、护士表。

表 19-1 临时医嘱单

姓名 刘×× 年龄 68 性别 男 科别 内科 床号 12 住院号 20200811

日期	时间	医嘱内容	医生	执行护士	执行时间
2020-08-11	10:00	血常规	张伟		
2020-08-11	10:00	X线胸片	张伟		
2020-08-11	10:00	"1、2、3"溶液不保留灌肠	张伟		

学习过程

1. 将需要即刻执行的医嘱内容正确转抄到治疗单上。

   _____
   _____
   _____

② 双人核对医嘱与治疗单，在核对过程中做到手到、眼到、口到。
_____
_____
_____

活动三　评估患者、准备用物

■ 学习目标 ■

1. 正确评估患者病情、意识状况及配合程度。
2. 能根据实际需要必要时备屏风等用物。
3. 评估过程中注重保护患者隐私。

■ 建议学时 ■

建议学时为5分钟。

■ 学习准备 ■

1. 模拟患者、床单位、笔、作业本。
2. 治疗车上层：清洁治疗盘内放注洗器或小容量灌肠筒（袋）、治疗碗内放止血钳、液体石蜡、弯盘、棉签、卫生纸、橡胶单和垫巾、水温计、温开水5～10 ml、手套、手消毒液、必要时备屏风、"1、2、3"灌肠溶液（温度为38℃）。
3. 治疗车下层：医疗垃圾桶、生活垃圾桶、便盆和便盆巾。

■ 学习过程 ■

① 护生携治疗单至患者床旁进行评估，正确评估患者病情、意识状态、腹部情况及配合程度，写出评估内容。
_____
_____
_____

② 根据实际需要准备用物齐全并列举出来。
_____
_____
_____
_____

活动四　实施小量不保留灌肠

■ 学习目标 ■

1. 正确掌握小量不保留灌肠的操作步骤。
2. 在灌肠过程中注重观察液面下降速度和患者的病情变化。

3. 小量不保留灌肠后正确交代患者注意事项。
4. 在操作过程中关爱患者,注重保护隐私。

建议学时

建议学时为 15 分钟。

学习准备

1. 模拟患者、床单位、笔、作业本。
2. 治疗车上层:清洁治疗盘内放注洗器或小容量灌肠筒(袋)、治疗碗内放止血钳、液体石蜡弯盘、棉签、卫生纸、橡胶单和垫巾、水温计、温开水 5～10 ml、手套、手消毒液、必要时备屏风、"1、2、3"灌肠溶液(温度为 38 ℃)。
3. 治疗车下层:医疗垃圾桶、生活垃圾桶、便盆和便盆巾。

学习过程

1 护生推治疗车至患者床旁进行小量不保留灌肠,完成操作后写出操作过程。
_____
_____
_____

2 写出小量不保留灌肠后的注意事项。
_____
_____
_____

操作标准

小量不保留灌肠法的操作标准如表 19-2 所示。

表 19-2 小量不保留灌肠法的操作评分标准(满分 100 分)

程序	规范项目	分值	评分标准	扣分
操作前准备(20 分)	1. 仪表端庄、着装整洁	2	一处不符合要求扣 1 分	
	2. 核对医嘱、治疗单(卡)	5	未核对扣 5 分;一处不符合要求扣 1 分	
	3. 评估 (1) 询问,了解患者身体状况,排便情况 (2) 向患者解释操作的目的,取得其配合	6	未评估扣 4 分;评估不全一项扣 2 分;未解释扣 2 分	
	4. 洗手、戴口罩	2	一处不符合要求扣 1 分	
	5. 用物准备:清洁治疗盘内放注洗器或小容量灌肠筒(袋)、治疗碗内放止血钳、液体石蜡棉球、弯盘、棉签、卫生纸、橡胶单和垫巾、水温计、温开水 5～10 ml、手套、手消毒液、必要时备屏风、灌肠液及液量遵医嘱,药液温度为 38 ℃	5	少一件或一件不符合要求扣 1 分	

（续表）

程序	规范项目	分值	评分标准	扣分
操作流程（60分）	1. 携用物至患者床旁核对床号、姓名	3	不核对扣3分；核对不全一处扣1分	
	2. 告知患者操作流程和有关配合，关闭门窗、遮挡患者	3	未告知扣3分；一处不符合要求扣1分	
	3. 根据病情及病变部位选择适当的体位（常用侧卧位），将裤腿退至膝部，臀下垫橡胶中单和垫巾，弯盘置于臀边，盖好盖被	6	一处不符合要求扣2分	
	4. 操作者戴上手套，用注洗器抽吸灌肠液（或在输液架上挂小容量灌肠筒，调节输液架高度，液面距肛门高度＜30 cm），连接肛管	6	一处不符合要求扣2分	
	5. 液体石蜡润滑肛管前端，排出管内气体，用血管钳夹紧肛管	6	一处不符合要求扣2分	
	6. 分开臀部，露出肛门，将肛管轻轻插入直肠7～10 cm，小儿为4～7 cm	10	一处不符合要求扣2分	
	7. 一手固定肛管；另一手松开血管钳，缓慢注入溶液，注毕夹管，取下注洗器再吸取溶液，松夹后再行灌注，如此反复直至溶液注完（如为灌肠筒，灌注方法同大量不保留灌肠）	10	不用手固定肛管扣2分；不夹管扣2分	
	8. 注入温开水5～10 ml，抬高肛管尾端，使管内溶液全部灌入	4	一处不符合要求扣2分	
	9. 溶液注入完毕，夹闭肛管，用卫生纸包住肛管，轻轻拔出置于弯盘内，擦净肛门，协助患者平卧，尽可能保留10～20分钟后再排便。不便下床者，给予便器	6	一处不符合要求扣2分	
	10. 询问和观察患者反应，告知注意事项，协助患者取舒适体位，整理床单位和用物，致谢	3	一处不符合要求扣1分	
	11. 洗手	1	未洗手扣1分	
	12. 记录，在当天体温单的大便栏内正确记录灌肠结果	2	不记录或记录不准确扣2分	

（续表）

程序	规范项目	分值	评分标准	扣分
操作后评价（15分）	1. 按消毒技术规范要求分类整理使用后物品	3	一处不符合要求扣1分	
	2. 正确指导患者 (1) 灌肠过程中，患者有便意，指导患者做深呼吸，同时适当调低灌肠筒的高度，减慢流速 (2) 指导患者如有心慌、气促等不适症状，立即平卧，暂停操作，避免意外的发生	5	未指导扣5分；指导不全一处扣2分	
	3. 语言通俗易懂，态度和蔼，沟通有效	2	态度、语言不符合要求各扣1分；沟通无效扣2分	
	4. 全过程动作熟练、规范，符合操作原则	5	一处不符合要求酌情扣1~2分	
回答问题（5分）	1. 目的 (1) 软化粪便，解除便秘 (2) 排除肠内积气，减轻腹胀 2. 注意事项 (1) 灌肠时插管深度为7~10 cm，压力宜低，灌肠液注入的速度不得过快 (2) 每次抽吸灌肠液时应夹管或反折肛管尾段，防止空气进入肠道，引起腹胀 (3) 尽量保留溶液在肠道停留10~20分钟，以软化粪便	5	一项内容回答不全或回答错误扣1分	

◆ 评价标准 ◆

按表19-3对护生的操作进行整体评价。

表19-3 小量不保留灌肠法的操作评价表

工作流程	项目分值	项 目	自评得分 ABCD	小组评得分 ABCD	教师评得分 ABCD
转抄医嘱（30分）	5	眉栏项目填写正确，无漏项			
	10	转抄医嘱内容准确			
	5	灌肠时间安排合理			
	5	执行护士签字、签署执行时间清晰准确			
	5	治疗卡填写准确、签字及签署时间清晰准确			
灌肠护理（40分）	5	评估患者正确			
	5	用物准备齐全，灌肠液配制正确			
	8	严格执行查对制度			
	6	协助患者取舒适体位			
	6	灌肠操作指导正确			
	10	患者知晓灌肠的作用及注意事项			

（续表）

工作流程	项目分值	项　　目	自评得分 ABCD	小组评得分 ABCD	教师评得分 ABCD
学习能力（30分）	4	按时完成			
	5	团队合作			
	5	关爱患者			
	3	职业防护意识			
	5	操作熟练流畅			
	5	护患沟通			
	3	知识运用			
总分	100				

注：A级：完成任务质量达到该项目的90%～100%；B级：完成任务质量达到该项目的80%～89%；C级：完成任务质量达到该项目的60%～79%；D级：完成任务质量小于该项目的60%；总分按各级最高等级计算。

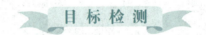
目　标　检　测

一、选择题

1. 下列哪项不是小量不保留灌肠的目的？（　　）
   A. 为保胎孕妇解除便秘　　　B. 高热患者降温
   C. 为腹部手术后患者解除腹胀　　　D. 软化粪便，解除便秘
   E. 常用盆腔手术后的患者解除腹胀

2. "1、2、3"灌肠溶液的成分为（　　）。
   A. 50%硫酸镁 50 ml，甘油 60 ml，温开水 70 ml
   B. 50%硫酸镁 40 ml，甘油 50 ml，温开水 60 ml
   C. 50%硫酸镁 60 ml，甘油 70 ml，温开水 80 ml
   D. 50%硫酸镁 30 ml，甘油 60 ml，温开水 90 ml
   E. 50%硫酸镁 10 ml，甘油 20 ml，温开水 30 ml

3. 患者汪某，20岁，盆腔手术后肠胀气，给予小量不保留灌肠，下列操作不正确的是（　　）。
   A. 选用"1、2、3"灌肠液　　　B. 协助患者取左侧卧位
   C. 肛管插入 7～10 cm　　　D. 液面距肛门 60 cm
   E. 灌入"1、2、3"溶液后注入少量温开水

4. 小量不保留灌肠肛管插入肛门的深度为（　　）。
   A. 7～10 cm　　　B. 10～15 cm
   C. 15～20 cm　　　D. 15～18 cm
   E. 20～25 cm

5. 小量不保留灌肠嘱患者尽量忍耐（　　）。
   A. 5～10 分钟　　　B. 10～20 分钟
   C. 15～20 分钟　　　D. 20～30 分钟

E. 60分钟以上
6. 小量不保留灌肠所用灌肠液的温度是（　　）。
   A. 36℃　　　　　B. 37℃　　　　　C. 38℃　　　　　D. 39℃　　　　　E. 41℃
7. 下列除外哪项外均是小量不保留灌肠的目的？（　　）
   A. 软化粪便　　　　　　　　B. 排除积气
   C. 清除毒物　　　　　　　　D. 为保胎孕妇解除便秘
   E. 减轻腹胀

二、填空题

小量不保留灌肠常用的溶液是_____和_____，"1、2、3"灌肠液指的是_____。溶液温度为_____℃，肛管插入直肠_____cm，液面距离肛门_____cm。

任务二十 保留灌肠

📋 学习目标

1. 叙述案例中患者的主要护理问题。
2. 正确转抄治疗单。
3. 按医嘱正确配制灌肠液、说出灌肠液种类、浓度、温度、容量。
4. 叙述保留灌肠的目的及注意事项。
5. 根据病情、药物对患者进行灌肠指导和观察,确保患者安全。
6. 操作中关心患者,恰当应用护患沟通技巧,注重人文关怀,减少暴露。

📚 学习任务

患者张某,男性,49岁,因反复腹泻,黏液血便12月余入院。检查:患者神清,消瘦,自诉每日排黏液血便数次。肠镜检查提示:乙状结肠上段黏膜糜烂,溃疡形成。诊断:溃疡性结肠炎,医嘱:0.9%氯化钠150ml+地塞米松磷酸钠注射液5mg+美沙拉秦缓释颗粒1g,保留灌肠每晚1次。

🔧 工作流程与活动

1. 接到任务后,查阅资料分析病例找出主要问题、列出护理措施(15分钟)。
2. 转抄并双人核对医嘱内容(5分钟)。
3. 评估患者后按照要求准备用物(5分钟)。
4. 为患者实施保留灌肠(15分钟)。

活动一 接收工作任务、明确工作要求

▫ 学习目标 ▫

1. 能正确分析病例找出患者的主要护理问题。
2. 能针对患者的主要护理问题,提出有针对性的护理措施。
3. 能独立查阅相关资料,并解决问题。

▫ 建议学时 ▫

建议学时为15分钟。

◨ 学习准备 ◧

教材《护理学基础》《内科护理学》、笔、作业本。

◨ 学习过程 ◧

1 借助《内科护理学》相关知识及《护理学基础》理论,分析案例中患者存在的主要护理问题。

_____

_____

2 在列举的主要问题中找出首优问题,并列出主要护理措施。

_____

_____

_____

活动二 接到医嘱并处理

◨ 学习目标 ◧

1. 能正确查看医嘱,理解医嘱内容。
2. 能正确转抄医嘱。
3. 能正确核对医嘱。

◨ 建议学时 ◧

建议学时为 5 分钟。

◨ 学习准备 ◧

准备好医嘱本和医嘱单(内容如表 20-1 所示)、治疗单夹板、空白治疗单、笔、护士表。

表 20-1 长期医嘱单

姓名 张×× 年龄 49 性别 男 科别 内科 床号 32 住院号 20200814

开始			签名		停止		签名	
日期	时间	医嘱	医生	护士	日期	时间	医生	护士
2020-08-14	10:00	0.9%氯化钠溶液 150 ml	李伟					
2020-08-14	10:00	地塞米松磷酸钠注射液 5 mg / 保留灌肠每晚1次(qn)	李伟					
2020-08-14	10:00	美沙拉秦缓释颗粒 1 g	李伟					

◨ 学习过程 ◧

1 将需要即刻执行的医嘱内容正确转抄到治疗单上。

② 根据医嘱,双人核对治疗单,在核对过程中做到手到、眼到、口到。

活动三　评估患者、准备用物

◨ 学习目标 ◨

1. 正确评估患者病情、意识状况及配合程度。
2. 能根据实际需要必要时备屏风等用物。
3. 评估过程中注重保护患者的隐私。

◨ 建议学时 ◨

建议学时为 5 分钟。

◨ 学习准备 ◨

1. 模拟患者、床单位、笔、作业本。
2. 治疗车上层:治疗盘内备注洗器(或小容量灌肠筒)、量杯、肛管 20 号以下、遵医嘱备灌肠液(液量＜200 ml、温度为 38 ℃)、血管钳、棉签、液体石蜡、手套、手消毒液、弯盘、卫生纸、小垫枕、橡胶单、治疗巾、温开水 5～10 ml、水温计。
3. 治疗车下层:医疗垃圾桶、生活垃圾桶、便盆和便盆巾。

◨ 学习过程 ◨

① 护生携治疗单至患者床旁进行评估,正确评估其病情、意识状态、排便情况和局部皮肤情况及配合程度,写出评估内容。

② 根据实际需要准备用物齐全,并列举出来。

活动四　实施保留灌肠

学习目标

1. 正确掌握保留灌肠的操作步骤。
2. 在灌肠过程中注重观察液面的下降速度和患者的病情变化。
3. 保留灌肠后正确交代患者注意事项。
4. 在操作过程中关爱患者,注重保护其隐私。

建议学时

建议学时为15分钟。

学习准备

1. 模拟患者、床单位、笔、作业本。
2. 治疗车上层:治疗盘内备注洗器(或小容量灌肠筒)、量杯、肛管20号以下、遵医嘱备灌肠液(液量＜200 ml、温度为38 ℃)、血管钳、棉签、液体石蜡、手套、手消毒液、弯盘、卫生纸、小垫枕、橡胶单、治疗巾、温开水5～10 ml、水温计。
3. 治疗车下层:医疗垃圾桶、生活垃圾桶、便盆和便盆巾。

学习过程

1　护生推治疗车至患者床旁进行保留灌肠,完成操作后写出操作过程。

2　写出保留灌肠后注意事项。

操作标准

保留灌肠法的操作标准如表20-2所示。

表20-2　保留灌肠法操作评分标准(满分100分)

程序	规范项目	分值	评分标准	扣分
操作前准备 (20分)	1. 仪表端庄,着装整洁	2	一处不符合要求扣1分	
	2. 核对医嘱、治疗单(卡)	5	未核对扣5分;一处不符合要求扣1分	
	3. 评估 (1) 询问、了解患者的病情、排便情况 (2) 向患者解释操作目的,取得患者配合	6	未评估扣4分;评估不全一项扣2分;未解释扣2分	

（续表）

程序	规 范 项 目	分值	评 分 标 准	扣分
	4. 洗手、戴口罩	2	一处不符合要求扣1分	
	5. 用物准备：治疗车上层：治疗盘内备注洗器（或小容量灌肠筒）、量杯、肛管20号以下、遵医嘱备灌肠液，液量＜200 ml（温度为38 ℃）、血管钳、棉签、液体石蜡、手套、治疗盘外备弯盘、卫生纸、小垫枕、胶单、治疗巾、温开水5～10 ml、水温计；治疗车下层：便盆及便盆盖布，污物回收盒2个；另备屏风	5	少一件或一件不符合要求扣1分	
操作流程（60分）	1. 携用物至患者床旁，核对床号、姓名	3	未核对扣3分；核对不全一处扣1分	
	2. 告知患者操作流程和配合，关门窗，遮挡患者	3	未告知扣3分；一处不符合要求扣1分	
	3. 根据病情及病变部位选择适当的体位（常用侧卧位，双膝屈曲，脱裤至膝部，使臀部移近床沿，臀下垫小垫枕，上铺橡胶单、治疗巾，使臀部抬高10 cm，臀旁置弯盘	6	一处不符合要求扣2分	
	4. 戴手套，润滑肛管前端，注洗器吸取溶液，连接肛管排气后，用血管钳夹紧肛管	6	一处不符合要求扣2分	
	5. 左手用卫生纸分开臀部，暴露肛门，嘱患者深呼吸	6	一处不符合要求扣2分	
	6. 右手将肛管轻轻插入直肠15～20 cm	10	一处不符合要求扣2分	
	7. 左手用卫生纸固定肛管，右手松开血管钳，缓慢注入药液	8	一处不符合要求扣2分	
	8. 药液注入完毕，再注入温开水5～10 ml，抬高肛管尾端，液体即将流尽时，夹紧肛管尾端，用卫生纸包裹肛管前端，轻轻拔出置于弯盘内	6	一处不符合要求扣2分	
	9. 用卫生巾在肛门处轻轻按揉并擦干，撤弯盘，撤去胶单、治疗巾，脱手套	5	一处不符合要求扣2分	
	10. 协助患者穿裤，取舒适体位。嘱患者尽量保留药液1小时以上	3	一处不符合要求扣1分	
	11. 整理床单位，撤下屏风，开门窗通风，清理用物	2	一处不符合要求扣1分	
	12. 洗手、记录	2	不洗手扣1分；不记录或记录不准确扣2分	

(续表)

程序	规范项目	分值	评分标准	扣分
操作后评价(15分)	1. 按消毒技术规范要求分类整理使用后物品	3	一处不符合要求扣1分	
	2. 正确指导患者:告知患者保留灌肠的目的、方法及注意事项	5	未指导扣5分;指导不全一处扣2分	
	3. 语言通俗易懂,态度和蔼,沟通有效	2	态度语言不符合要求各扣1分;沟通无效扣2分	
	4. 全过程动作熟练、规范,符合操作原则	5	一处不符合要求酌情扣1~2分	
回答问题(5分)	1. 目的:用于镇静、催眠及治疗肠道感染 2. 注意事项 (1) 灌肠前了解目的及病变部位 (2) 灌肠前先嘱患者排便、排尿 (3) 选择较细的肛管,插入要深,液量要少,压力要低,以便于有效保留药液,使肠黏膜充分吸收	5	一项内容回答不全或回答错误扣0.5分	

■ 评价标准 ■

按照表20-3对护生的操作进行整体评价。

表20-3 保留灌肠法操作评价表

工作流程	项目分值	项目	自评得分ABCD	小组评得分ABCD	教师评得分ABCD
转抄医嘱(30分)	5	眉栏项目填写正确,无漏项			
	10	转抄医嘱内容准确			
	5	给药时间安排合理			
	5	执行护士签字、签署执行时间清晰准确			
	5	治疗卡填写准确,签字及签署时间清晰准确			
灌肠护理(40分)	5	评估患者正确			
	5	用物准备齐全,灌肠液配制正确			
	8	严格执行查对制度			
	6	协助患者取舒适体位			
	6	灌肠操作指导正确			
	10	患者知晓灌肠的作用及注意事项			

(续表)

工作流程	项目分值	项 目	自评得分 ABCD	小组评得分 ABCD	教师评得分 ABCD
学习能力（30分）	4	按时完成			
	5	团队合作			
	5	关爱患者			
	3	职业防护意识			
	5	操作熟练流畅			
	5	护患沟通			
	3	知识运用			
总分	100				

注：A级：完成任务质量达到该项目的90%～100%；B级：完成任务质量达到该项目的80%～89%；C级：完成任务质量达到该项目的60%～79%；D级：完成任务质量小于该项目的60%；总分按各级最高等级计算。

目 标 检 测

一、选择题

1. 患者陈某，患失眠症，医嘱给予10%水合氯醛20 ml保留灌肠，下列操作不妥的是（　　）。
   A. 操作时间安排在晚上睡前
   B. 嘱患者左侧卧位
   C. 将臀部抬高10 cm
   D. 液面距肛门40～60 cm
   E. 肛管插入直肠15～20 cm

2. 保留灌肠肛管插入肛门的深度为（　　）。
   A. 7～10 cm　　　　　　　　B. 10～15 cm
   C. 15～20 cm　　　　　　　D. 15～18 cm
   E. 20～25 cm

3. 保留灌肠嘱患者尽量忍耐（　　）。
   A. 5～10分钟　　　　　　　B. 10～20分钟
   C. 15～20分钟　　　　　　D. 20～30分钟
   E. 60分钟以上

4. 保留灌肠所用灌肠液的温度是（　　）。
   A. 36 ℃　　　B. 37 ℃　　　C. 38 ℃　　　D. 39 ℃　　　E. 41 ℃

二、填空题

保留灌肠溶液一般不超过_____ml，溶液温度为_____℃，肛肠插入直肠_____cm。保留灌肠前应_____，有利于药物吸收。

任务二十一 药液抽吸法

学习目标

1. 叙述学习任务案例的主要护理问题。
2. 正确转抄治疗单。
3. 能用正确的方法将安瓿和密封瓶内的药物抽入注射器内。
4. 在抽药的过程中能严格遵守无菌技术原则和查对制度。
5. 能说出抽吸药物的注意事项。

学习任务

患者王某,女性,40岁,因多饮、多尿、体重下降,尿糖(++++),空腹血糖 16.8 mmol/L。于2020年7月25日收入本院,诊断:2型糖尿病,医嘱:普通胰岛素8U H 每日3次。

工作流程与活动

1. 接到任务后,查阅资料分析病例找出主要问题、列出护理措施(15分钟)。
2. 转抄并双人核对医嘱内容(5分钟)。
3. 评估患者后按照要求抽吸药液(15分钟)。

活动一　接收工作任务、明确工作要求

学习目标

1. 能正确分析病例找出患者的主要护理问题。
2. 能针对患者的主要护理问题,提出有针对性的护理措施。
3. 能独立查阅相关资料,并解决问题。

建议学时

建议学时为15分钟。

学习准备

教材《护理学基础》《内科护理学》、笔、作业本。

◣ 学习过程 ◢

1. 借助内科护理中内分泌系统疾病相关知识及护理学基础理论,分析案例中患者存在的主要护理问题。

   _____
   _____
   _____

2. 在列举的主要问题中找出首优问题,并列出主要的护理措施。

   _____
   _____
   _____

活动二 接到医嘱并处理

◣ 学习目标 ◢

1. 能正确查看医嘱,理解医嘱内容。
2. 能正确转抄医嘱。
3. 能正确核对医嘱。

◣ 建议学时 ◢

建议学时为 5 分钟。

◣ 学习准备 ◢

准备好医嘱本和医嘱单(内容如表 21-1 所示)、治疗单夹板、空白治疗单、笔、护士表。

表 21-1 长期医嘱单

姓名 王×× 　年龄 40 　性别 女 　科别 内分泌科 　床号 26 　住院号 20200725

开始			签名		停止		签名	
日期	时间	医嘱	医生	护士	日期	时间	医生	护士
2020-07-25	08:00	按内分泌科常规护理	张萍					
2020-07-25	08:00	Ⅱ级护理	张萍					
2020-07-25	08:00	糖尿病饮食	张萍					
2020-07-25	08:00	测 T、P、R、Bp Q4h	张萍					
2020-07-25	08:00	监测快速血糖 Q6h	张萍					
2020-07-25	08:00	普通胰岛素,8U H tid	张萍					

◣ 学习过程 ◢

1. 将需要注射的医嘱内容正确转抄到治疗单上。

2　根据医嘱,双人核对治疗单,在核对过程中做到手到、眼到、口到。

活动三　评估患者、抽吸药液

◆ 学习目标 ◆

1. 在评估中能了解患者的病情、意识状况、配合程度。
2. 正确选择注射部位,评估注射部位局部皮肤情况。
3. 了解患者用药史、过敏史、家族史及食物是否就位。

◆ 建议学时 ◆

建议学时为 15 分钟。

◆ 学习准备 ◆

1. 床单位、模拟人与手臂、治疗桌、笔、作业本。
2. 治疗车上层:1ml、2ml、5ml 注射器、10ml 注射器、0.9%氯化钠注射液 10ml、无菌灭菌注射用水 2ml、普通胰岛素、大密封瓶、砂轮、启瓶器、抢救盒、治疗巾、治疗盘 2 个、无色皮肤消毒液、棉签、医嘱单、治疗单、弯盘、手消毒液。
3. 治疗车下层:医疗垃圾桶、生活垃圾桶、利器盒。

◆ 学习过程 ◆

1　护生携治疗单至患者床旁评估,包括评估其身体状况、药物过敏史及注射部位局部皮肤情况。

2　根据医嘱内容正确抽吸药液,写出步骤。

3　在抽吸药液过程后,写出药液抽吸法的注意事项。

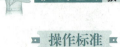

操作标准

药液抽吸的操作标准如表21-2所示。

表21-2 药液抽吸操作评分标准（满分100分）

项目	内 容	分值	评 分 标 准	扣分
目的	能按无菌技术的要求,将药物正确地抽入注射器内	5	一处不符合要求扣1分	
医嘱处理	1. 能正确转抄医嘱至注射单(卡)(5分) 2. 注射卡填写准确,核对、配药护士签字及签署时间清晰准确(5分)	10	一处不符合要求扣1分	
评估	1. 药物的名称、剂量、质量、有效期(6分) 2. 注射器的型号、生产日期、有效期、包装完整性(4分)	10	一处不符合要求扣1分	
准备	1. 护士:洗手,戴口罩 2. 用物:手消毒液、治疗盘1个、无菌治疗巾包、注射单(卡)、注射药液、合适型号的注射器、2%碘酊、75%乙醇、棉签、砂轮、启瓶器、笔、手表、利器盒、盛污物容器2个	5	一处不符合要求扣1分	
流程	一、自安瓿内吸取药液 1. 核对 (1) 注射单(卡):床号、姓名、药名、浓度、剂量、用法、时间(6分) (2) 药液:名称、剂量、生产批号、对光检查药物是否浑浊、沉淀,或有絮状物,瓶身有无裂痕(6分) (3) 一次性注射器:名称、生产日期、有效期、包装完整性(4分) 2. 将安瓿尖端药液弹至体部(1分) 3. 在安瓿颈部划一锯痕,用75%乙醇棉签消毒后折断安瓿(1分) 4. 抽吸药液:持注射器,将针头斜面向下置入安瓿内的液面下,抽活塞柄,抽动活塞,吸取药液(2分) 5. 排尽空气:将针头垂直向上,轻拉活塞,使针头内的药液流入注射器,并使气泡集于乳头口,轻推活塞,驱出气体(2分) 6. 保持无菌:排气后,将安瓿或药瓶套在针头上再次核对无误后置于注射盘内备用(2分) 7. 洗手(1分) 二、自密封瓶内吸取药液 1. 核对注射单(卡)、药物、一次性注射器(同上)(16分)	50	一处不符合要求扣1分	

(续表)

项目	内 容	分值	评分标准	扣分
	2. 除去铝盖中心部分,常规消毒瓶塞,待干(1分) 3. 注射器内吸入与所需药液等量的空气,将针头插入瓶内,注入空气(1分) 4. 倒转药瓶,使针头在液面下,吸取药液至所需量,以食指固定针栓,拔出针头(2分) 5. 排尽空气(同上)(2分) 6. 保持无菌(同上)(2分) 7. 洗手(1分)			
注意事项	1. 抽药时不能握住活塞体部,以免污染药液 2. 排气时不可浪费药液以免影响药量的准确性 3. 根据药液的性质抽取药液:混悬剂摇匀后立即吸取;结晶、粉剂用无菌生理盐水或注射用水,或专用溶媒将其充分溶解后吸取;油剂可稍加温或双手对搓药瓶(药液遇热易破坏者除外)后,用稍粗的针头吸取 4. 最好现用现抽,避免药液污染和效价降低 5. 抽好药液的注射器应放入铺好的无菌盘内,安瓿或药瓶套在针头上,以便于查对	10	一处不符合要求扣1分	
终末评价	1. 严格执行查对制度(3分) 2. 全过程动作熟练、规范,符合操作原则(4分) 3. 按消毒技术规范要求分类处理使用后的物品(3分)	10	一处不符合要求扣1分	

评价标准

按照表21-3对护生的操作进行整体评价。

表21-3 药液抽吸操作评价表

工作流程	项目分值	项 目	自评得分 ABCD	小组评得分 ABCD	教师评得分 ABCD
转抄医嘱 (25分)	10	转抄医嘱内容准确			
	10	医嘱单上有执行者的签名、执行日期和时间			
	5	注射单(卡)上有核对者、配药者的签字及签署时间清晰准确			

(续表)

工作流程	项目分值	项 目	自评得分 ABCD	小组评得分 ABCD	教师评得分 ABCD
药液抽吸（45分）	5	评估用物正确全面			
	5	用物准备齐全			
	10	严格执行查对制度			
	10	严格遵守无菌技术的原则			
	5	能按消毒技术规范要求分类处理使用后的物品			
	10	护士知晓药物抽吸的注意事项			
学习能力（30分）	5	按时完成			
	5	团队合作			
	5	职业防护意识			
	5	操作熟练流畅			
	10	知识运用			
总分	100				

注：A级：完成任务质量达到该项目的90%～100%；B级：完成任务质量达到该项目的80%～89%；C级：完成任务质量达到该项目的60%～79%；D级：完成任务质量小于该项目的60%；总分按各级最高等级计算。

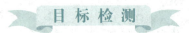

目 标 检 测

一、选择题

1. 注射时为了预防感染，下列重要的一项措施是（　　）。
   A. 严格执行无菌技术操作的原则　　B. 选择合适的注射器
   C. 选择合适的针头　　D. 严格执行查对制度
   E. 选择合适的注射部位
2. 给患者执行注射前，首先要检查药液（　　）。
   A. 有无浑浊　　B. 有无沉淀
   C. 瓶身有无裂痕　　D. 有效期
   E. 名称
3. 灭菌注射器及针头可以触摸的部分是（　　）。
   A. 针尖　　B. 乳头　　C. 针栓　　D. 针梗　　E. 活塞

二、填空题

1. 在执行药物治疗时要查对的内容包括_____、_____、_____、_____、_____、_____、_____。
2. 注射器由_____和_____组成，针头由_____、_____、_____3个部分组成。
3. 抽药时不能握住_____，以免污染药液。

任务二十二　皮内注射法

学习目标

1. 叙述案例中患者的主要护理问题。
2. 正确转抄治疗单。
3. 严格执行无菌操作和查对制度。
4. 叙述皮内注射的目的。
5. 会正确选择皮内注射部位。
6. 叙述皮内注射的目的、方法、注意事项及配合要点。

学习任务

患者刘某某，女性，26岁，因淋雨后发现发热、头痛、呼吸困难、咳嗽、咯铁锈色痰等症状来医院就诊。诊断：肺炎球菌肺炎，医生开出医嘱0.9%氯化钠注射液100 ml+青霉素钠盐240万单位静脉滴注，用药前皮试。

工作流程与活动

1. 接到任务后，查阅资料分析病例找出主要问题、列出护理措施(15分钟)。
2. 转抄医嘱并双人核对医嘱与治疗单(5分钟)。
3. 评估患者后按照要求配制皮试液(15分钟)。
4. 为患者皮试，并观察皮试结果(5分钟)。

活动一　接收工作任务、明确工作要求

学习目标

1. 能正确分析病例找出患者主要护理问题。
2. 能针对患者主要护理问题，提出有针对性的护理措施。
3. 能独立查阅相关资料，并解决问题。

建议学时

建议学时为15分钟。

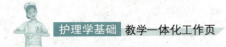

学习准备

教材《护理学基础》《内科护理学》、笔、作业本。

学习过程

1. 借助《内科护理学》中呼吸系统疾病相关知识及《护理学基础》理论,分析案例中患者存在的主要护理问题。

   _____
   _____

2. 在列举的主要问题中找出首优问题,并列出主要护理措施。

   _____
   _____
   _____

活动二　接到医嘱并处理

学习目标

1. 能正确查看医嘱,理解医嘱内容。
2. 能正确转抄医嘱。
3. 能正确核对医嘱。

建议学时

建议学时为 5 分钟。

学习准备

准备好医嘱本和医嘱单(内容如表 22-1 和表 22-2 所示)、夹板、空白治疗单、笔、护士表。

表 22-1　临时医嘱单

姓名　刘×× 　年龄　26 　性别　女 　科别　呼吸内科 　床号　06 　住院号　20200730

日期	时间	医嘱内容	医生	执行护士	执行时间
2020-07-30	08:00	血常规	李伟		
2020-07-30	08:00	X线胸片	李伟		
2020-07-30	10:00	青霉素钠盐(　)	李伟		

表 22-2 长期医嘱单

姓名 刘×× 年龄 26 性别 女 科别 呼吸内科 床号 06 住院号 20200730

开始			签名		停止		签名	
日期	时间	医嘱	医生	护士	日期	时间	医生	护士
2020-07-30	08:00	按呼吸内科常规护理	李伟					
2020-07-30	08:00	Ⅰ级护理	李伟					
2020-07-30	08:00	清淡易消化饮食	李伟					
2020-07-30	08:00	测 T,P,R,Bp Q4h	李伟					
2020-07-30	08:00	半卧位	李伟					
2020-07-30	08:00	记录 24 小时出入液量	李伟					
2020-07-30	11:00	0.9%氯化钠注射液 青霉素钠盐 240 万 } bid 单位	李伟					

■ 学习过程 ■

1 将需要做皮试的医嘱内容正确转抄到治疗单上。

2 根据医嘱,双人核对治疗单,在核对过程中做到手到、眼到、口到。

活动三　评估患者、配制皮试液

■ 学习目标 ■

1. 在评估中能了解患者的病情、意识状况、配合程度。
2. 选择皮内注射正确部位,会评估注射部位局部皮肤情况。
3. 了解患者用药史、过敏史、家族史及是否进餐。
4. 根据药物剂量逐步稀释药液,按照要求完成青霉素钠 80 万单位皮试液的配制。
5. 尝试对青霉素钠盐 160 万单位皮试液配制过程。

■ 建议学时 ■

建议学时为 15 分钟。

■ 学习准备 ■

1. 床单位、模拟人与手臂、治疗车、笔、作业本。

2. 治疗车上层：5 ml 注射器 1 副、青霉素钠 80 万单位、10 ml 生理盐水、砂轮、启瓶器、抢救盒、治疗巾、治疗盘 2 个、1 ml 注射器 1 副、皮肤消毒液、棉签、医嘱单、治疗单、弯盘、手消毒液。

3. 治疗车下层：医疗垃圾桶、生活垃圾桶、利器盒。

◆ 学习过程 ◆

1 护生携治疗单至患者床旁进行评估，要点包括身体状况、药物过敏史及注射部位局部皮肤情况。

2 根据青霉素钠皮试液的规格为 200~500 U/ml，用生理盐水稀释配制成皮试液，然后在作业本上写出每稀释至 1 ml 时里面含有多少青霉素钠。

3 根据以上方法，尝试配制青霉素钠 160 万单位的皮试液，在作业本上写出配制步骤。

活动四　实施皮内注射

◆ 学习目标 ◆

1. 注射前再次确认患者用药史、过敏史和家族史，以及是否进餐。
2. 正确方法进行皮内注射。
3. 注射后交代患者注意事项。
4. 正确查看皮试结果。

◆ 建议学时 ◆

建议学时为 5 分钟。

◆ 学习准备 ◆

1. 床单位、模拟人与手臂、治疗车、笔、作业本。
2. 治疗车上层：青霉素钠盐 80 万单位、配好的皮试液、抢救盒、治疗巾、治疗盘 2 个、皮肤消毒液、棉签、治疗单、手消毒液。
3. 治疗车下层：医疗垃圾桶、生活垃圾桶、利器盒。

◆ 学习过程 ◆

1 护生推治疗车至患者床旁给患者进行皮内注射，完成操作后写出操作过程。

任务二十二 皮内注射法

2 20 分钟后判断皮试结果,并对照评分标准反思整个操作过程中存在的问题。

■ 操作标准 ■

皮内注射法的操作标准如表 22-3 所示。

表 22-3 皮内注射法操作评分标准(满分 100 分)

项目	内 容	分值	评 分 标 准	扣分
目的	过敏试验、预防接种及局麻的前驱步骤(2分)	2	一处不符合要求扣1分	
医嘱处理	1. 转抄医嘱至治疗单(卡)(1分) 2. 治疗单(卡)填写准确,核对,执行护士签字及签署时间清晰准确(2分)	3	一处不符合要求扣1分	
评估	1. 询问了解患者的身体状况及药物过敏史(2分) 2. 观察患者注射部位的皮肤情况(2分) 3. 解释操作目的,取得患者配合(2分)	6	一处不符合要求扣1分	
准备	1. 护士:洗手、戴口罩(2分) 2. 患者 (1) 了解皮内注射的目的、方法、注意事项及配合要点 (2) 取舒适体位并暴露注射部位(2分) 3. 用物:手消毒液、治疗盘1个、无菌治疗巾包,一次性注射器2个(1 ml、5 ml)、棉签、青霉素钠盐80万单位、生理盐水1支(10 ml)、酒精、砂轮、启瓶器、红蓝笔、手表、注射单(卡)、急救盒(2 ml注射器、砂轮、0.1%盐酸肾上腺素)、利器盒、盛污物容器,必要时备纱布(折断安瓿用)(5分)	9	一处不符合要求扣1分	
流程	1. 铺盘:检查一次性治疗巾:名称、生产日期、有效期、包装完整性,打开一次性无菌治疗巾并按要求铺治疗盘,按规范要求铺治疗盘(2分) 2. 核对 (1) 注射单(卡):床号、姓名、药名、浓度、时间、剂量、用法(1分) (2) 青霉素:药名、剂量、生产批号、有效期(1分) (3) 生理盐水:药名、剂量、生产批号、对光检查药物是否浑浊、沉淀或有絮状物,瓶身有无裂痕(1分)	60	一处不符合要求扣1分	

(续表)

项目	内　　容	分值	评　分　标　准	扣分
	(4) 一次性注射器：名称、生产日期、有效期、包装完整性(1分) 3. 皮试液的配制 (1) 开启青霉素安瓿的中心部分,消毒(1分) (2) 生理盐水注射液安瓿锯痕,消毒后折断(1分) (3) 配制青霉素皮试液：①将4ml生理盐水注入青霉素瓶内,摇匀,使每毫升含青霉素20万单位；②用1ml注射器取上液0.1ml,加生理盐水至1ml,摇匀,使每毫升含青霉素2万单位；③用1ml注射器取上液0.1ml,加生理盐水至1ml,摇匀,使每毫升含青霉素2000单位；④用1ml注射器取上液0.1～0.25ml,加生理盐水至1ml,摇匀,使每毫升含青霉素200～500单位；⑤将配好的青霉素皮试液套上生理盐水安瓿,置无菌盘内备用,盖好；将青霉素溶液、抢救盒放上治疗车(8分) 4. 携用物至床旁,核对患者,再次确认无过敏史,已进食(8分) 5. 协助患者取舒适体位(2分) 6. 选择注射部位,消毒：预防接种在上臂三角肌下缘,过敏试验在前臂掌侧下1/3处,75％酒精消毒,待干(4分) 7. 注射前查对,确认无误,排气(2分) 8. 进针：左手绷紧注射部位的皮肤,右手持注射器,针尖斜面向上与皮肤呈适宜角度进入皮内,针尖斜面全部刺入皮内后固定针栓(3分) 9. 注药：右手推注药液0.1ml至圆形隆起的皮丘,并显露毛孔(3分) 10. 拔针：注射完毕拔出针头,切勿按压(2分) 11. 注射后查对,确认无误(3分) 12. 叮嘱患者观察皮试结果时间,皮试观察期间不要离开病房,有不适及时报告(5分) 13. 协助患者取舒适体位,整理床单元和用物,致谢(2分) 14. 洗手(1分) 15. 记录：在治疗单上签全名,记录时间(皮试时间→结果判断时间)(4分) 16. 观察结果、记录：按规定时间由2人观察结果,按要求记录皮试结果(5分)			

(续表)

项目	内 容	分值	评 分 标 准	扣分
注意事项	1. 勿用碘酊消毒皮肤,嘱患者勿揉擦、覆盖注射部位,以免影响皮试结果的观察,注射后20分钟观察结果 2. 药物要现用现配,剂量要准确 3. 做皮试前必须询问有无过敏史,若有过敏史者禁忌做试验 4. 必要时药物试验须做对照,即在另一手臂相同部位,注入0.1 ml生理盐水,20分钟后进行对照	5	一处不符合要求扣1分	
终末评价	1. 按消毒技术规范要求分类处理使用后的物品 2. 正确指导患者,解释操作目的、配合要点及注意事项 3. 语言通俗易懂,态度和蔼,沟通有效 4. 全过程动作熟练、规范,符合操作原则	15	一处不符合要求扣1分	

■ 评价标准 ■

按表22-4对护生的操作进行整体评价。

表22-4 皮内注射法的操作评价表

工作流程	项目分值	项 目	自评得分 ABCD	小组评得分 ABCD	教师评得分 ABCD
转抄医嘱 (20分)	5	眉栏项目填写正确,无漏项			
	15	治疗单(卡)填写准确,核对、执行护士签字及签署时间清晰准确			
皮内注射法 (45分)	5	评估患者正确			
	5	用物准备齐全			
	10	严格执行查对制度及无菌操作制度			
	10	配制的皮试液浓度准确			
	5	抽吸药液的方法正确,皮内注射方法正确			
	10	患者知晓药物的作用、注意事项及配合要点			
学习能力 (35分)	5	按时完成			
	5	团队合作			
	5	关爱患者			
	5	职业防护意识			
	5	操作熟练流畅			
	5	护患沟通			
	5	知识运用			
总分	100				

注:A级:完成任务质量达到该项目的90%~100%;B级:完成任务质量达到该项目的80%~89%;C级:完成任务质量达到该项目的60%~79%;D级:完成任务质量小于该项目的60%;总分按各级最高等级计算。

目标检测

一、选择题

1. 下列不属于青霉素皮试阳性反应的是(　　)。
   A. 局部皮丘隆起增大　　　　B. 红晕直径<1 cm
   C. 皮丘周围有伪足　　　　　D. 患者有头晕、心慌、恶心等症状

2. 青霉素皮试液的浓度是(　　)。
   A. 每毫升100～200 U　　　　B. 每毫升200～500 U
   C. 每毫升300～600 U　　　　D. 每毫升2 000～5 000 U

3. 青霉素皮试急救盒内应备的药物是(　　)。
   A. 洛贝林　　　　　　　　　B. 利多卡因
   C. 0.1%盐酸肾上腺素　　　　D. 阿拉明

4. 青霉素皮试的进针角度为(　　)。
   A. 2°　　　B. 5°　　　C. 10°　　　D. 30°

5. 青霉素皮试后观察判断皮试结果的时间为(　　)。
   A. 10分钟　　B. 15分钟　　C. 20分钟　　D. 25分钟

6. 青霉素皮试前使用哪种消毒液消毒皮肤？(　　)
   A. 2%碘酒　　B. 碘伏　　C. 75%酒精　　D. 新洁尔灭溶液

7. 青霉素皮试注射部位是(　　)。
   A. 前臂掌侧下1/3处　　　　B. 前臂掌侧上1/3处
   C. 前臂背侧下1/3处　　　　D. 前臂背侧下1/3处

二、填空题

1. 青霉素皮试药液应_____,剂量要_____。
2. 做青霉素皮试前必须询问有无_____,有_____者禁忌做试验。
3. 做青霉素皮试时,注入皮内的药液量为_____。
4. 青霉素过敏试验须做对照时,使用_____0.1 ml;在另一手臂_____部位进行皮内注射。

任务二十三　皮下注射法

学习目标

1. 叙述案例中患者的主要护理问题。
2. 正确转抄治疗单。
3. 严格执行无菌操作和查对制度。
4. 叙述皮下注射的目的。
5. 正确实施皮下注射法。
6. 让患者了解皮下注射的目的、方法、注意事项及配合要点。
7. 叙述皮下注射的注意事项。
8. 在皮下注射过程中能与患者进行良好的沟通,并给予正确指导。

学习任务

患者陈某,女性,44岁,因多饮、多尿、体重下降半年,双下肢麻木半个月入院。检查:体温36.9℃,脉搏80次/分钟,呼吸17次/分钟,血压145/80 mmHg。实验室检查:空腹血糖16.7 mmol/L,尿糖(＋＋＋)。诊断:2型糖尿病。医嘱:胰岛素12U,皮下注射,每天3次。

工作流程与活动

1. 接到任务后,查阅资料分析病例找出主要问题、列出护理措施(15分钟)。
2. 转抄医嘱并双人核对医嘱与治疗单(5分钟)。
3. 评估患者后按照要求抽取胰岛素12U(10分钟)。
4. 正确为重患者进行胰岛素注射,并明确此操作的注意事项(10分钟)。

活动一　接收工作任务、明确工作要求

学习目标

1. 能正确分析病例找出患者的主要护理问题。
2. 能针对患者的主要护理问题,提出有针对性的护理措施。
3. 能独立查阅相关资料,并解决问题。

建议学时

建议学时为15分钟。

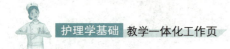

学习准备

教材《护理学基础》《内科护理学》、笔、作业本。

学习过程

1. 借助内科护理中呼吸系统疾病相关知识及护理学基础理论,分析案例中患者存在的主要护理问题。

   _____
   _____
   _____

2. 在列举的主要问题中找出首优问题,并列出主要护理措施。

   _____
   _____
   _____
   _____

活动二　接到医嘱并处理

学习目标

1. 能正确查看医嘱,理解医嘱内容。
2. 能正确转抄医嘱。
3. 能正确核对医嘱。

建议学时

建议学时为5分钟。

学习准备

准备好医嘱本和医嘱单(内容如表23-1所示)、治疗单、夹板、空白治疗单、笔、护士表。

表23-1　长期医嘱单

姓名　陈××　年龄　44　性别　女　科别　内科　床号　5　住院病历号　20200806

开 始					停 止			
日期	时间	医嘱	签名		日期	时间	签名	
			医生	护士			医生	护士
2020-08-06	08:00	按糖尿病常规护理	李丽					
2020-08-06	08:00	Ⅱ级护理	李丽					
2020-08-06	08:00	糖尿病饮食	李丽					
2020-08-06	08:00	微量血糖测定,Q4h	李丽					
2020-08-06	08:00	测T、P、R、Bp　Q4h	李丽					
2020-08-06	08:00	遥测心电监护/小时	李丽					
2020-08-06	08:00	卡托普利12.5mg,tid,口服	李丽					
2020-08-06	08:00	胰岛素8U,tid,皮下注射	李丽					

学习过程

1. 将需要执行的医嘱内容正确转抄到治疗单。
   _____
   _____
   _____

2. 根据医嘱，双人核对治疗单，核对时做到手到、眼到、口到。
   _____
   _____
   _____

活动三　评估患者、准备用物

学习目标

1. 在评估中能了解患者的病情、意识状况、配合程度。
2. 选择皮下注射的正确部位，评估注射部位局部皮肤情况。
3. 了解患者进餐食物是否就位。
4. 根据医嘱正确抽吸胰岛素药物剂量。

建议学时

建议学时为 10 分钟。

学习准备

1. 床单位、模拟人与手臂、治疗车、笔、作业本。
2. 治疗车上层：1 ml 注射器、胰岛素、治疗巾、治疗盘、弯盘、皮肤消毒液（不含碘）、棉签、医嘱单、治疗单、手消毒液。
3. 治疗车下层：医疗垃圾桶、生活垃圾桶、利器盒。

学习过程

1. 护生携治疗单至患者床旁进行评估，要点包括身体状况及注射部位局部皮肤情况。
   _____
   _____
   _____

2. 正确计算胰岛素药物剂量，胰岛素 12 U 需要抽吸多少 ml？
   _____
   _____
   _____

活动四　实施皮下注射

◪ 学习目标 ◪

1. 注射前再次确认患者进餐食物是否就位。
2. 正确进行皮下注射。
3. 注射后向患者交代注意事项。

◪ 建议学时 ◪

建议学时为 10 分钟。

◪ 学习准备 ◪

1. 床单位、模拟人与手臂、治疗车、笔、作业本。
2. 治疗车上层：模拟人与手臂、笔、1 ml 注射器、胰岛素、治疗巾、治疗盘、皮肤消毒液（不含碘）、棉签、医嘱单、治疗单、手消毒液。
3. 治疗车下层：医疗垃圾桶、生活垃圾桶、利器盒。

◪ 学习过程 ◪

1　护生推治疗车至患者床旁给患者进行皮下注射，完成操作后写出操作过程。

_____
_____
_____

2　对照评分标准反思整个操作过程中存在的问题。

_____
_____

◪ 操作标准 ◪

皮下注射法操作标准如表 23-2 所示。

表 23-2　皮下注射法的操作评分标准（满分 100 分）

项目	内　　容	分值	评分标准	扣分
操作前准备（20 分）	1. 仪表端庄，着装整洁	2	一处不符合要求扣 1 分	
	2. 核对医嘱、治疗单（卡）	5	未核对扣 5 分；一处不符合要求扣 1 分	
	3. 评估 （1）询问、了解患者身体状况 （2）了解患者有无药物过敏史 （3）评估注射部位状况 （4）解释操作目的，取得患者的配合	6	未评估扣 4 分；评估不全一项扣 2 分；未解释扣 2 分	

166

(续表)

项目	内 容	分值	评分标准	扣分
	4. 洗手，戴口罩	2	一处不符合要求扣1分	
	5. 用物准备：治疗车、治疗盘2个、无菌治疗巾包、无菌容器、无菌持物钳、适合型号的一次性注射器、棉签、药液、皮肤消毒液、砂轮、医嘱单、治疗单、笔、盛污容器、利器盒、必要时备无菌纱布	5	少一件或一件不符合要求扣1分	
操作流程（60分）	1. 打开无菌治疗巾包，按规范要求铺治疗盘	3	未铺治疗巾扣2分；手污染治疗巾、铺盘方法不对扣1分	
	2. 核对 (1) 治疗单（卡）：床号、姓名、药名、浓度、剂量、用法、时间 (2) 药品：药名、剂量、有效期、对光检查药液是否浑浊、沉淀或有絮状物，瓶身有无裂痕 (3) 一次性注射器：名称、生产日期、有效期、包装完整性	5	不核对扣4分；未检查一项各扣2分；检查不全扣1分；后不消毒安瓿扣1分	
	3. 抽吸药液 (1) 除去铝盖中心部分（常规消毒瓶塞），待干 (2) 注射器内吸入与所需药液等量的空气，将针头在液面下吸取药液至所需量，以食指固定针栓并拔针头 (3) 排尽空气 (4) 将抽吸好的药液套上安瓿，置于无菌盘内	5	锯后不消毒安瓿、注射器选择不当、吸药及排气方法不对、浪费药液各扣1分；吸好的药液未放入治疗盘内、未盖好各扣1分；一处不符合要求扣1分	
	4. 核对床号、姓名，告知药名和作用，协助患者取舒适体位	8	未核对扣4分；不告知扣3分；体位不舒适扣2分	
	5. 选择注射部位：上臂三角肌下缘、腹壁、大腿前侧、大腿外测、后背	6	选择注射部位不对扣5分；在硬结、炎症或皮肤病变处进针扣2分	
	6. 常规消毒皮肤，消毒范围直径>5 cm	3	消毒范围及方法不正确各扣2分	
	7. 注射前再次核对，确认无误，并排尽注射器内空气	5	未再次核对药物扣2分；排气方法不正确或空气未排尽各扣1分；污染和浪费药液各扣1分	
	8. 一手绷紧皮肤，另一手持注射器，以食指固定针栓，针尖斜面与皮肤呈30°～40°，将针梗的2/3迅速刺入皮下（消瘦者及小儿酌减），回抽活塞，无回血，缓慢注入药物	12	不指导扣2分；不绷紧皮肤、进针角度、手法不对、过深或过浅各扣2分，注药前不回抽或回抽有血各扣2分；不固定针栓、速度不当各扣2分	

(续表)

项目	内　容	分值	评 分 标 准	扣分
	9. 注射完毕左手用干无菌棉签按压针眼处,右手快速拔针,再按压进针点至不出血	4	拔针不固定针栓、拔针慢各扣2分;不用棉签按压进针处扣2分	
	10. 再次核对后,注射器和安瓿弃入装利器污物容器	4	一处不符合要求扣1分;不再次核对扣2分	
	11. 协助患者取舒适体位,整理床单位和用物,询问患者对操作的感受,告知患者注意事项,致谢	2	一处不符合要求扣1分	
	12. 洗手	1	未洗手扣1分	
	13. 记录	2	未记录扣2分;记录不符合要求一处扣1分	
操作后评价 (15分)	1. 按消毒技术规范要求分类整理使用后的物品	3	一处不符合要求扣1分	
	2. 正确指导患者 (1) 向患者解释操作目的及配合、注意事项 (2) 皮下注射胰岛素时,告知患者注射后15分钟开始进食,以免因注射时间过长而造成低血糖	5	未指导扣5分;指导不全一处扣2分	
	3. 语言通俗易懂,态度和蔼,沟通有效	2	态度、语言不符合要求各扣1分;沟通无效扣2分	
	4. 全过程动作熟练、规范,符合操作原则	5	一处不符合要求扣1分	
回答问题 (5分)	1. 目的:通过皮下注射给予药物,多用于局部麻醉和胰岛素治疗 2. 注意事项 (1) 尽量避免应用刺激性较强的药物做皮下注射 (2) 选择注射部位时应当避开炎症、破溃,或有肿块的部位 (3) 经常注射者应每次更换注射部位	5	一项内容回答不全或回答错误扣0.5分	

◆ 评价标准 ◆

按照表23-3对护生的操作进行整体评价。

表23-3 皮下注射法的操作评价表

工作流程	项目分值	项 目	自评得分 ABCD	小组评得分 ABCD	教师评得分 ABCD
转抄医嘱（15分）	3	眉栏项目填写正确,无漏项			
	3	转抄医嘱内容准确			
	3	给药时间安排合理			
	3	执行护士签字、签署执行时间清晰准确			
	3	治疗单（卡）填写准确,签字及签署时间清晰准确			
皮下注射法（55分）	5	评估患者正确			
	5	用物准备齐全,备药方法正确			
	8	严格执行查对制度,用药剂量准确			
	6	药液抽吸方法正确			
	12	皮下注射方法正确			
	4	用物处理方法正确			
	5	患者知晓药物的作用、注意事项及配合要点,能按时、按量正确用药			
学习能力（30分）	4	按时完成			
	5	团队合作			
	5	关爱患者			
	3	职业防护意识			
	5	操作熟练流畅			
	5	护患沟通			
	3	知识运用			
总分	100				

注：A级：完成任务质量达到该项目的90%～100%；B级：完成任务质量达到该项目的80%～89%；C级：完成任务质量达到该项目的60%～79%；D级：完成任务质量小于该项目的60%；总分按各级最高等级计算。

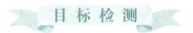

目 标 检 测

一、选择题

1. 下列哪项不是皮下注射的评估内容？（　　）
   A. 患者病情　　　　　　　　B. 家族史
   C. 注射部位组织状况　　　　D. 药物的性质
   E. 注射部位静脉状况
2. 皮下注射法进针时,与皮肤的角度是（　　）。
   A. 10°～15°　　B. 20°～25°　　C. 30°～40°　　D. 45°～50°　　E. 50°～60°

3. 皮下注射进针的深度为针梗的(　　)。
   A. 1/2～2/3　　B. 1/4～1/3　　C. 1/5～1/4　　D. 3/4～3/5　　E. 2/5～3/5
4. 皮下注射胰岛素时,下列错误的是(　　)。
   A. 告知注射的原因,药物的不良反应　　B. 根据胰岛素的作用时间,指导患者进食
   C. 注射部位应交替更换　　D. 密切观察有无低血糖的发生
   E. 注射胰岛素后,立即给予局部热敷,以利吸收
5. 皮下注射是将药物注入(　　)。
   A. 表皮　　　　　　　　　　　　B. 表皮与真皮之间
   C. 真皮　　　　　　　　　　　　D. 真皮和皮下组织之间
   E. 皮下组织
6. 下列哪项是皮内注射和皮下注射相同点?(　　)
   A. 持针方法　　B. 进针角度　　C. 进针深度　　D. 无菌原则　　E. 拔针后按
7. 对于皮下注射,下列错误的是(　　)。
   A. 注射部位需常规消毒　　　　　　B. 药量<1 ml时需用1 ml注射液器抽取
   C. 注射器与皮肤呈50°角刺入　　　D. 进针长度为针梗的1/2或2/3
   E. 针尖斜面向上

二、填空题

1. 皮下注射法的外文缩写是_____。
2. 皮下注射的部位常选用_____、_____、_____、_____和_____。
3. 皮下注射进针时,与皮肤呈_____,深度为针梗的_____。

任务二十四　肌内注射法

学习目标

1. 叙述案例中患者的主要护理问题。
2. 正确转抄治疗单(卡)。
3. 严格执行无菌操作和查对制度。
4. 叙述肌内注射的目的。
5. 叙述肌内注射常用的注射部位。
6. 了解肌内注射的目的、方法、注意事项及配合要点。
7. 叙述肌内注射的注意事项。
8. 在肌内注射过程中与患者进行良好的沟通交流,并正确指导患者的配合。

学习任务

患者刘某,女性,68岁,因头晕、眼花、四肢乏力2个月入院。检查:体温36.6℃,脉搏88次/分钟,呼吸20次/分钟,血压110/60 mmHg。患者神清合作,呈慢性病容,面色蜡黄,口唇苍白;实验室检查:血常规 WBC $3.6×10^9$/L,N 0.65,RBC $1.08×10^{12}$/L,Hb 38 g/L,PLT $157×10^9$/L,MCV 106.5 fL,MCH 35.1 pg,MCHC 330 g/L,骨髓象示红系增生明显活跃,比值增加,以中、晚幼增生为主。诊断:营养性巨幼红细胞性贫血。医嘱:维生素 B_{12} 100 μg,肌内注射,每天1次。

工作流程与活动

1. 接到任务后,查阅资料分析病例找出主要问题、列出护理措施(15分钟)。
2. 转抄并双人核对医嘱内容(5分钟)。
3. 评估患者后按照要求抽取维生素 B_{12} 100 μg(10分钟)。
4. 正确为患者进行注射,并明确此操作的注意事项(10分钟)。

活动一　接收工作任务、明确工作要求

学习目标

1. 能正确分析病例,找出患者的主要护理问题。

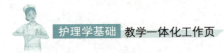

2. 能针对患者的主要护理问题,提出有针对性的护理措施。
3. 能独立查阅相关资料,并解决问题。

■ 建议学时 ■

建议学时为 15 分钟。

■ 学习准备 ■

教材《护理学基础》《内科护理学》、笔、作业本。

■ 学习过程 ■

1 借助《内科护理学》中血液系统疾病相关知识及《护理学基础》理论,分析案例中患者存在的主要护理问题。

_____
_____

2 在列举的主要问题中找出首优问题,并列出主要护理措施。

_____
_____

活动二 接到医嘱并处理

■ 学习目标 ■

1. 能正确查看医嘱,理解医嘱内容。
2. 能正确转抄医嘱。
3. 能正确核对医嘱。

■ 建议学时 ■

建议学时为 5 分钟。

■ 学习准备 ■

准备好医嘱本和医嘱单(内容如表 24-1 所示)、夹板、治疗单(卡)、空白治疗单、笔、护士表。

表 24-1 长期医嘱单

姓名 刘×× 年龄 68 性别 女 科别 内科 床号 6 住院号 20200812

开始						停止			
日期	时间	医嘱	签名		日期	时间	签名		
			医生	护士			医生	护士	
2020-08-12	08:00	贫血常规护理	李丽						
2020-08-12	08:00	Ⅱ级护理	李丽						

(续表)

日期	时间	开始 医嘱	签名 医生	签名 护士	日期	时间	停止 签名 医生	停止 签名 护士
2020-08-12	08:00	贫血饮食	李丽					
2020-08-12	08:00	测 T、P、R、Bp Q4h	李丽					
2020-08-12	08:00	拜阿司匹林片 0.1g Qd 口服	李丽					
2020-08-12	08:00	辛伐他汀 40 mg Qd 口服	李丽					
2020-08-12	08:00	叶酸 10 mg tid 口服	李丽					
2020-08-12	08:00	维生素 B_{12} 100μg Qd 肌内注射	李丽					

▣ 学习过程 ▣

1 将需要执行的医嘱内容正确转抄到治疗单(卡)上。

2 根据医嘱,双人核对治疗单(卡),在核对过程中做到手到、眼到、口到。

活动三 评估患者、准备用物

▣ 学习目标 ▣

1. 在评估中能了解患者的病情、意识状况、配合程度。
2. 选择肌内注射的正确部位,并评估注射部位的局部皮肤情况。
3. 根据医嘱正确抽吸药物剂量。

▣ 建议学时 ▣

建议学时为 10 分钟。

▣ 学习准备 ▣

1. 模拟患者、床单位、臀部注射模型、笔、作业本。
2. 治疗车上层:2 ml 注射器、维生素 B_{12}、治疗巾、治疗盘、皮肤消毒液、棉签、医嘱单、治疗单(卡)、砂轮、弯盘。

　　3. 治疗车下层：医疗垃圾桶、生活垃圾桶、利器盒。

■ 学习过程 ■

1　护生携治疗单至患者床旁进行评估,要点包括身体状况及注射部位局部皮肤情况。
_____
_____

2　正确抽吸药液,想想药液抽吸过程中的注意事项？操作完成后予以记录。
_____
_____

活动四　实施肌内注射

■ 学习目标 ■

1. 注射前再次确认患者是否理解并配合。
2. 正确地进行肌内注射。
3. 注射后向患者交代注意事项。

■ 建议学时 ■

建议学时为 10 分钟。

■ 学习准备 ■

1. 模拟患者、床单位、臀部肌内注射模型、笔、作业本。
2. 治疗车上层：抽吸药液置于无菌盘内,皮肤消毒液、棉签、治疗单(卡)、弯盘、手消毒液。
3. 治疗车下层：医疗垃圾桶、生活垃圾桶、利器盒。

■ 学习过程 ■

1　护生推治疗车至患者床旁给患者进行肌内注射,完成操作后写出操作过程。
_____
_____

2　对照评分标准反思整个操作过程中存在的问题,操作后予以记录。
_____
_____

■ 操作标准 ■

肌内注射法操作标准如表 24 - 2 所示。

表 24-2　肌内注射法操作评分标准（满分 100 分）

项目	内　　容	分值	评　分　标　准	扣分
操作前准备 (20 分)	1. 仪表端庄，着装整洁	2	一处不符合要求扣 1 分	
	2. 核对医嘱、治疗单(卡)	5	未核对扣 5 分；一处不符合要求扣 1 分	
	3. 评估 (1) 了解药物使用注意事项 (2) 询问、了解患者的身体状况 (3) 评估注射部位状况 (4) 解释操作目的，取得患者的配合	6	未评估扣 4 分；评估不全一项扣 2 分；未解释扣 2 分	
	4. 洗手，戴口罩	2	一处不符合要求扣 1 分	
	5. 用物准备：手消毒液、治疗盘、无菌治疗巾包、无菌容器、无菌持物钳、2～5 ml 一次性注射器、棉签、药液、皮肤消毒液、弯盘、砂轮、治疗单(卡)、笔、表、利器盒，盛污物容器，必要时备无菌纱布（折断安瓿用）	5	少一件或一件不符合要求扣 1 分	
操作流程 (60 分)	1. 打开无菌治疗巾包，按规范要求铺治疗盘	3	手污染无菌治疗巾内面，铺盘方法不对酌情扣分	
	2. 核对 (1) 注射单(卡)：床号、姓名、药名、浓度、剂量、用法、时间 (2) 药品：药名、剂量、生产批号、有效期、对光检查药液是否浑浊、沉淀或有絮状物，瓶身有无裂痕 (3) 一次性注射器：名称、生产日期、有效期、包装完整性	5	不核对扣 5 分；未检查一项各扣 2 分；检查不全扣 1 分；药瓶锯后不消毒安瓿扣 1 分	
	3. 抽吸药液 (1) 将安瓿尖端药液弹下，安瓿锯痕，消毒后折断 (2) 取一次性注射器及针头，并衔接紧密 (3) 用正确方法吸药，排尽空气 (4) 将抽吸好的药液套上安瓿，置于无菌盘内	5	药瓶锯后不消毒安瓿、注射器选择不当、吸药及排气方法不正确、浪费药液各扣 1 分；吸好的药液未放入治疗盘内、未盖好各扣 1 分；一处不符合要求扣 1 分	
	4. 携用物至患者床旁，核对患者，并为其进行遮挡	5	未核对扣 3 分；未遮挡扣 2 分	
	5. 选择注射部位(如臀大肌、臀中肌、臀小肌、股外侧肌、上臂三角肌)并能正确叙述一种定位方法	5	选择注射部位不正确扣 5 分；定位不准扣 5 分；不能叙述定位方法扣 3 分	

（续表）

项目	内　　容	分值	评 分 标 准	扣分
	6. 协助患者取合适体位,使注射部位肌肉放松	3	体位不合适,不利于肌肉放松扣3分;一处不符合要求扣1分	
	7. 常规消毒皮肤,范围直径≥5 cm	2	消毒皮肤范围及方法不正确各扣2分	
	8. 注射前再次核对,确认无误,并排尽注射器内空气	5	不再次核对扣3分;排气方法不正确或空气未排尽各扣2分;污染和浪费药液各扣2分	
	9. 进针:指导患者放松,左手拇指、示指绷紧皮肤,右手持针,将针头迅速垂直刺入肌内2.5～3 cm(针梗的2/3,消瘦者及小儿酌减)	5	注射时不绷紧皮肤、进针角度、手法不对、过深或过浅各扣2分;注药前不回抽或回抽有血各扣2分;一处不符合要求各扣2分	
	10. 注药:右手固定针栓,松开左手,抽动活塞,无回血时,缓慢注入药物	6	不固定针栓、速度不当各扣2分	
	11. 拔针:注射完毕左手用干无菌棉签按压针眼处,右手快速拔针,再按压进针点至不出血	3	拔针慢、不用棉签按压进针处各扣3分	
	12. 注射后查对,确认无误	3	不查对扣3分	
	13. 询问患者对操作的感受	5	未评估扣5分;一处不符合要求扣1分	
	14. 协助患者取舒适体位,整理床单元和用物,致谢	2	体位不舒适扣2分;一处不符合要求扣1分	
	15. 洗手	1	未洗手扣1分	
	16. 记录	2	未记录扣2分;记录不符合要求一处扣2分	
操作后评价（15分）	1. 按消毒技术规范要求分类整理使用后的物品	3	一处不符合要求扣1分	
	2. 正确指导患者 (1)告知患者注射时勿紧张,肌肉放松,使药液顺利进入肌组织,利于药液的吸收 (2)告知患者所注射的药物及注意事项	5	未指导扣5分;指导不全一处扣1分	
	3. 语言通俗易懂,态度和蔼,沟通有效	2	态度、语言不符合要求各扣1分;沟通无效扣2分	
	4. 全过程动作熟练、规范,符合操作原则	5	一处不符合要求扣1分	

(续表)

项目	内　容	分值	评 分 标 准	扣分
回答问题 (5分)	1. 目的 (1) 需迅速发挥药效或不能经口服用的药物 (2) 不宜或不能做静脉注射的药物,又要求比皮下注射更能迅速发挥药效 (3) 注射刺激较强或药量较大的药物 2. 注意事项 (1) 选择合适的注射部位,避免刺伤神经和血管,不能在有炎症、硬节、瘢痕等部位注射 (2) 需要2种以上药液同时注射时,应注意配伍禁忌 (3) 同时注射多种药液时,应先注射刺激性较弱的药液,然后再注射刺激性较强的药液 (4) 切勿将针梗全部刺入,以防针梗从根部折断 (5) 2岁以下婴幼儿不宜选臀大肌注射,避免损伤坐骨神经,应选用臀中肌、臀小肌注射	5	一项内容回答不全或回答错误扣0.5分	

■ 评价标准 ■

按照表24-3对护生的操作进行整体评价。

表24-3　肌内注射法的操作评价表

工作流程	项目分值	项　目	自评得分 ABCD	小组评得分 ABCD	教师评得分 ABCD
转抄医嘱 (15分)	3	眉栏项目填写正确,无漏项			
	3	转抄医嘱内容准确			
	3	给药时间安排合理			
	3	执行护士签字、签署执行时间清晰准确			
	3	治疗卡填写准确,签字及签署时间清晰准确			
给药护理 (55分)	5	评估患者正确			
	5	用物准备齐全,备药方法正确			
	8	严格执行查对制度,用药剂量准确			
	8	药液抽吸方法正确			
	15	肌内注射方法正确			
	8	用物处理方法正确			
	6	患者知晓药物的作用及注意事项,能按时、按量正确用药			

(续表)

工作流程	项目分值	项 目	自评得分 ABCD	小组评得分 ABCD	教师评得分 ABCD
学习能力（30分）	4	按时完成			
	5	团队合作			
	5	关爱患者			
	3	职业防护意识			
	5	操作熟练流畅			
	5	护患沟通			
	3	知识运用			
总分	100				

注：A级：完成任务质量达到该项目的90%～100%；B级：完成任务质量达到该项目的80%～89%；C级：完成任务质量达到该项目的60%～79%；D级：完成任务质量小于该项目的60%；总分按各级最高等级计算。

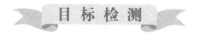

目 标 检 测

一、选择题

1. 行臀大肌注射时，应避免损伤（　　）。

   A. 臀部动脉　　B. 臀部静脉　　C. 臀部淋巴管　　D. 坐骨神经　　E. 骨膜

2. 肌内注射时，下列选位方法的描述错误的是（　　）。

   A. 臀大肌：从尾骨向左或向右划一水平线，然后从髂嵴最高点作一垂线，选其外上象限并避开内角

   B. 臀大肌：取髂前上棘和尾骨连线的外上1/3处

   C. 臀中、小肌：以示指尖和中指尖分别置于髂前上棘和髂嵴下缘处，在示指和中指构成的角内

   D. 臀中、小肌：髂前上棘外侧三横指处（以患者手指为准）

   E. 股外侧肌：大腿外侧，髋关节以下，膝关节以上10 cm，宽约7.5 cm的区域

3. 肌内注射时，为使臀部肌肉放松，可采取一些体位，下列描述错误的是（　　）。

   A. 仰卧位：用于不能翻身的患者　　B. 俯卧位：足尖相对，足跟分开

   C. 侧卧位：下腿伸直，上腿弯曲　　D. 侧卧位：下腿弯曲，上腿伸直

   E. 坐位：位置要稍高，便于操作

4. 肌内注射时出现下列情况，处理方法正确的是（　　）。

   A. 有大量回血时，需迅速拔针，按压注射点

   B. 有回血，继续注射

   C. 有少量回血，可将针头拔出少许，再回抽，无回血可推药

   D. 无回血，缓慢推注药液

   E. 进针后直接注射药液

5. 肌内注射的进针角度为（　　）。

A. 0°～5°　　　　B. 30°～40°　　　C. 45°　　　　　D. 60°　　　　　E. 90°
6. 肌内小剂量注射选用上臂三角肌时,其注射区是(　　)。
    A. 三角肌下缘 2～3 横指处
    B. 三角肌上缘 2～3 横指处
    C. 上臂内侧,肩峰下 2～3 横指处
    D. 上臂外侧,肩峰下 2～3 横指处
    E. 肱二头肌下缘 2～3 横指处

二、填空题

1. 肌内注射应选择合适的注射部位,避免刺伤_____,避开_____、_____、_____等部位。
2. 2 岁以下婴幼儿不宜选用_____注射,最好选择_____和_____注射。
3. 肌内注射最常用的部位为_____。

任务二十五 静脉注射法

学习目标

1. 叙述案例中患者的主要护理问题。
2. 正确转抄治疗单。
3. 严格执行无菌操作和查对制度。
4. 叙述静脉注射的目的。
5. 选择静脉注射部位,针对长期静脉注射的患者,能有计划地选择血管注射。
6. 叙述静脉注射的目的、方法、注意事项及配合要点。

学习任务

患者许某,男性,63岁,因车祸外伤大量失血入院。检查:体温36.5℃,脉搏120次/分,呼吸23次/分,大量输血后患者出现抽搐,医嘱:10%氯化钙注射液10ml iv st.。

工作流程与活动

1. 接到任务后,查阅资料分析病例找出主要问题、列出护理措施(15分钟)。
2. 转抄并双人核对医嘱内容(5分钟)。
3. 评估患者后按照要求抽吸药液(10分钟)。
4. 为患者实施静脉注射(10分钟)。

活动一 接收工作任务、明确工作要求

学习目标

1. 能正确分析病例,找出患者主要护理问题。
2. 能针对患者主要护理问题,提出有针对性的护理措施。
3. 能独立查阅相关资料解决此问题。

建议学时

建议学时为15分钟。

学习准备

教材《护理学基础》《外科护理学》、笔、作业本。

任务二十五 静脉注射法

◼ 学习过程 ◼

1 借助《外科护理学》相关知识及《护理学基础》理论,分析案例中患者存在的主要护理问题。
_____
_____
_____

2 在列举的主要问题中找出首优问题,并列出主要护理措施。
_____
_____
_____
_____

活动二 接到医嘱并处理

◼ 学习目标 ◼

1. 能正确查看医嘱,理解医嘱内容。
2. 能正确转抄医嘱。
3. 能正确核对医嘱。

◼ 建议学时 ◼

建议学时为5分钟。

◼ 学习准备 ◼

准备好医嘱本和医嘱单(内容如表25-1所示)、治疗单夹板、空白治疗单、笔、护士表。

表25-1 临时医嘱单

姓名 许×× 年龄 63 性别 男 科别 外科 床号 5 住院号 788039

日期	时间	医嘱内容	医生	执行护士	执行时间
2020-08-15	11:50	10%氯化钙注射液 10ml iv st.	张云		

◼ 学习过程 ◼

1 将需要即刻执行的医嘱内容正确转抄到治疗单上。
_____
_____
_____

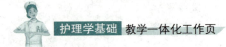

② 根据医嘱,双人核对治疗单,在核对过程中做到手到、眼到、口到。

_____
_____
_____

活动三　评估患者、抽吸药液

学习目标

1. 在评估中能了解患者的病情、意识状况、配合程度。
2. 选择静脉注射正确部位,并评估注射部位局部皮肤、血管情况。
3. 了解患者病情,能有计划地选择血管进行静脉注射。
4. 正确抽吸药液和排气。

建议学时

建议学时为 10 分钟。

学习准备

1. 模拟患者及注射手臂、床单位、治疗桌、笔、作业本。
2. 治疗车上层:10 ml 注射器、10%氯化钙注射液 10 ml、砂轮、治疗巾、治疗盘、皮肤消毒液、棉签、医嘱单、治疗单(卡)、弯盘、手消毒液。
3. 治疗车下层:医疗垃圾桶、生活垃圾桶、利器盒。

学习过程

① 护生携治疗单至患者床旁进行评估,要点包括身体状况、药物过敏史及注射部位局部皮肤、血管情况。

_____
_____
_____

② 正确规范抽吸药液排气,操作后写出药液抽吸的注意事项。

_____
_____
_____
_____
_____

活动四　实施静脉注射

学习目标

1. 注射前再次查对解释确认。
2. 正确地进行静脉注射。

3. 注射后向患者交代注意事项。

◼ 建议学时 ◼

建议学时为 10 分钟。

◼ 学习准备 ◼

1. 床单位、模拟人与手臂、治疗桌、笔、作业本。
2. 治疗车上层：抽吸好的药液置于无菌治疗盘内，皮肤消毒液、棉签、治疗单（卡）、手消毒液。
3. 治疗车下层：医疗垃圾桶、生活垃圾桶、利器盒。

◼ 学习过程 ◼

1 护生推治疗车去患者床旁给患者进行静脉注射，完成操作后写出操作过程。

2 对比皮内注射、皮下注射、肌内注射及静脉注射的异同，用表格形式记录下来。

◼ 操作标准 ◼

静脉注射法操作标准如表 25-2 所示。

表 25-2 静脉注射法的操作评分标准（满分 100 分）

项目	内　　容	分值	评 分 标 准	扣分
操作前准备（20分）	1. 仪表端庄，着装整洁	2	一处不符合要求扣1分	
	2. 核对医嘱、治疗单（卡）	5	未核对扣5分；一处不符合要求扣1分	
	3. 评估 (1) 询问患者身体状况 (2) 评估患者局部皮肤、血管状况 (3) 解释操作目的，取得患者配合	6	未评估扣4分；评估不全一项扣2分；未解释扣2分	
	4. 洗手，戴口罩	2	一处不符合要求扣1分	
	5. 用物准备：手消毒液、治疗车、治疗盘1个、无菌治疗巾包、无菌持物钳、适宜型号一次性注射器和针头、清洁容器、棉签、皮肤消毒剂、砂轮、止血带、垫巾、盛污物容器、利器盒，必要时备无菌纱布（折断安瓿用），按医嘱备药物	5	少一件或一件不符合要求扣1分	

(续表)

项目	内 容	分值	评 分 标 准	扣分
操作流程（60分）	1. 核对医嘱单、治疗单（床号、姓名、药名、浓度、剂量、用法、时间）及检查药物质量（药名、剂量、生产批号、对光检查药液是否浑浊、沉淀或有无絮状物，瓶身有无裂痕）、检查无菌物品和一次性物品的包装、名称、消毒/生产日期、有效期	6	不核对扣4分；检查不全每项扣1分；药瓶锯后不消毒安瓿扣2分；注射器选择不当扣1分；无双人核对药物扣1分	
	2. 治疗巾铺于无菌盘（可直接按双折打开）。安瓿锯痕，消毒后折断。抽吸药液，排尽空气，套上安瓿，放入无菌盘内	5	治疗巾未铺于无菌盘扣3分；吸药及排气方法不正确，未调整针尖斜面及活动针栓、吸药及排气方法不符合要求，浪费药液各扣1分；吸好的药液未放入治疗盘内、未盖好各扣1分	
	3. 携用物至患者床旁，核对床号、姓名	3	不核对扣3分；核对不全一处扣1分	
	4. 告知药名和作用、配合方法，协助患者取合适体位	3	体位不舒适扣2分；一处不符合要求扣1分	
	5. 选择合适血管，显露注射部位，在穿刺部位下垫垫巾	4	一项不符合要求扣4分	
	6. 扎止血带，嘱患者握拳头	2	一项不符合要求扣1分	
	7. 消毒：皮肤消毒范围为直径＞5 cm	4	消毒范围及方法不正确各扣2分	
	8. 再次核对药物，排气。操作中再次核对患者床号、姓名	8	未再次核对扣3分；排气方法不正确或空气未排尽各扣2分；污染和浪费药液各扣2分	
	9. 按照无菌技术原则穿刺，见回血后放松止血带，嘱患者松拳	8	穿刺一次不成功扣5分；不抽回血、未放松止血带、未松拳各扣3分	
	10. 缓慢注入药液。在注射过程中，注意观察患者局部和全身反应	7	注入药液速度不当扣3分；未观察扣3分	
	11. 注射完毕后迅速拔针，按压穿刺点	3	注射完毕未按压穿刺点扣3分	
	12. 再次核对后，注射器针头和安瓿弃入利器盒，取走止血带及垫巾	2	一处不符合要求扣1分；不再次查对扣2分	
	13. 观察患者穿刺部位情况，协助患者取舒适体位，整理床单元和用物，告知注意事项，致谢	2	一处不符合要求扣1分	
	14. 洗手	1	未洗手扣1分	
	15. 记录	2	未记录扣2分；一处不符合要求扣1分	

(续表)

项目	内 容	分值	评 分 标 准	扣分
操作后评价（15分）	1. 按消毒技术规范要求分类整理使用后物品	3	一处不符合要求扣1分	
	2. 正确指导患者 (1) 向患者解释注射的目的及注意事项 (2) 告知患者可能发生的反应，如有不适及时告诉医护人员	5	未指导扣5分；指导不全一处扣1分	
	3. 语言通俗易懂，态度和蔼，沟通有效	2	态度、语言不符合要求各扣1分；沟通无效扣2分	
	4. 全过程动作熟练、规范，符合操作原则	5	一处不符合要求扣1分	
回答问题（5分）	1. 目的 (1) 不宜口服及肌内注射的药物，通过静脉注射迅速发挥药效 (2) 通过静脉注入用于诊断性检查的药物 2. 注意事项 (1) 对需要长期静脉给药的患者，应当保护好血管，由远心端至近心端选择血管穿刺 (2) 注射过程中随时观察患者的反应 (3) 静脉注射具有强烈刺激性的药物时，应当防止因药物外渗而发生组织坏死	5	一项内容回答不全或回答错误扣0.5分	

▣ 评价标准 ▣

按照表25-3对护生的操作进行整体评价。

表25-3 静脉注射法的操作评价表

工作流程	项目分值	项 目	自评得分 ABCD	小组评得分 ABCD	教师评得分 ABCD
转抄医嘱（20分）	5	眉栏项目填写正确，无漏项			
	15	治疗单(卡)填写准确、核对、执行护士签字及签署时间清晰准确			
静脉注射法（45分）	5	评估患者正确			
	5	用物准备齐全			
	10	严格执行查对制度及无菌操作制度			
	10	抽吸药液的方法正确			
	5	正确进行排气			
	10	患者知晓药物的作用、注意事项及配合要点			

（续表）

工作流程	项目分值	项　　目	自评得分 ABCD	小组评得分 ABCD	教师评得分 ABCD
学习能力（35分）	5	按时完成			
	5	团队合作			
	5	关爱患者			
	5	职业防护意识			
	5	操作熟练流畅			
	5	护患沟通			
	5	知识运用			
总分	100				

注：A级：完成任务质量达到该项目的90%～100%；B级：完成任务质量达到该项目的80%～89%；C级：完成任务质量达到该项目的60%～79%；D级：完成任务质量小于该项目的60%；总分按各级最高等级计算。

目标检测

一、选择题

1. 下列发挥药效最快的给药途径是(　　)。
   A. 口服　　　B. 皮下注射　　C. 吸入　　　D. 静脉注射　　E. 外敷

2. 护士在为患者张某静脉注射25%葡萄糖溶液时,患者自述疼痛,推注时稍有阻力,推注部位局部隆起,抽无回血,此情况应考虑的是(　　)。
   A. 针头滑出血管外　　　　　　B. 针头部分阻塞
   C. 针头斜面紧贴血管壁　　　　D. 静脉痉挛
   E. 针尖斜面一部分穿透下面血管壁

3. 下列发挥药效最慢的给药途径是(　　)。
   A. 口服　　　B. 皮下注射　　C. 吸入　　　D. 静脉注射　　E. 外敷

4. 股静脉穿刺部位为(　　)。
   A. 股动脉内侧0.5 cm　　　　　B. 股动脉外侧0.5 cm
   C. 股神经内侧0.5 cm　　　　　D. 股神经外侧0.5 cm
   E. 股动脉和股神经之间

5. 静脉注射时止血带紧扎在穿刺部位近心端的是(　　)。
   A. 2 cm　　　B. 4 cm　　　C. 6 cm　　　D. 8 cm　　　E. 10 cm

6. 下列不适宜做静脉注射的是(　　)。
   A. 液体药物　　　　　　B. 血液　　　　　　C. 油剂
   D. 造影剂　　　　　　　E. 营养治疗剂

7. 静脉注射进针时针头与皮肤呈(　　)。
   A. 5°　　　B. 20°　　　C. 30°～40°　　　D. 45°　　　E. 90°

8. 股静脉穿刺的部位是(　　)。

A. 股神经与股动脉之间　　　　B. 股神经与股动脉内侧
C. 股神经与股动脉外侧　　　　D. 股动脉外侧
E. 股神经内侧
9. 股静脉穿刺进针时针头与皮肤呈（　　）。
A. 5°　　　　B. 20°　　　　C. 30°～40°　　　　D. 50°　　　　E. 45°或 90°

二、填空题

1. 静脉注射时注意选择_____、_____、_____、_____的静脉。
2. 长期静脉注射者为保护血管应_____、_____选择静脉。
3. 小儿头皮静脉注射一般采用_____、_____、_____、_____。

任务二十六　密闭式静脉输液法

学习目标

1. 正确叙述静脉输液的概念。
2. 找出学习任务案例中的主要护理问题。
3. 正确转抄治疗单。
4. 能简述常用溶液的种类及作用。
5. 按医嘱正确给药。
6. 运用静脉点滴系数正确计算出输液所需的时间,或固定时间内输液的量。
7. 列举常见输液故障及排除方法。
8. 分析输液反应及护理要点。
9. 叙述静脉输液的目的及注意事项。

学习任务

患者李某,女性,33岁,因呕吐、腹泻2天入院。既往无明显病史。查体:体温38.9℃,脉搏120次/分,呼吸26次/分,血压100/70 mmHg;实验室检查:WBC 11×10^9/L,血K 3.5 mmol/L,血Na 123 mmol/L。腹平软,无压痛及反跳痛。诊断:急性胃肠炎,医嘱0.9%氯化钠注射液250 ml静脉滴注,40~60滴/分,每天1次。

工作流程与活动

1. 接到任务后,查阅资料分析病例找出主要问题、列出护理措施(15分钟)。
2. 转抄并双人核对医嘱内容(5分钟)。
3. 评估患者后按照要求准备用物(10分钟)。
4. 正确为患者完成密闭式静脉输液(10分钟)。

活动一　接收工作任务、明确工作要求

学习目标

1. 能正确分析病例找出患者的主要护理问题。
2. 能针对患者的主要护理问题,提出有针对性的护理措施。

3. 能独立查阅相关资料,并解决问题。

建议学时

建议学时为 15 分钟。

学习准备

教材《护理学基础》《外科护理学》、笔、作业本。

学习过程

1. 借助《外科护理学》中消化系统疾病相关知识及《护理学基础》理论,分析案例中患者存在的主要护理问题。

___

___

2. 在列举的主要问题中找出首优问题,并列出主要护理措施。

___

___

活动二 接到医嘱并处理

学习目标

1. 能正确查看医嘱,理解医嘱内容。
2. 能正确转抄医嘱。
3. 能正确核对医嘱。

建议学时

建议学时为 5 分钟。

学习准备

准备好医嘱本和医嘱单(内容如表 26-1 所示)、治疗单夹板、空白治疗单、笔、护士表。

表 26-1　长期医嘱单

姓名　李××　　年龄　33　　性别　女　　科别　外科　　床号　5　　住院号　20200611

开始						停止			
日期	时间	医嘱	签名		日期	时间	签名		
			医生	护士			医生	护士	
2020-06-11	08:00	按外科常规护理	李丽						
2020-06-11	08:00	Ⅱ级护理	李丽						
2020-06-11	08:00	半流饮食	李丽						

(续表)

开　　始					停　　止			
日期	时间	医嘱	签名		日期	时间	签名	
			医生	护士			医生	护士
2020-06-11	08:00	0.2%氧氟沙星注射液 100 ml 静脉滴注,40~60 滴/分 Qd		李丽				
2020-06-11	08:00	0.9%氯化钠注射液 250 ml 静脉滴注,40~60 滴/分 Qd		李丽				

◧ 学习过程 ◨

1 将需要注射的医嘱内容正确转抄到治疗单上。

　　_____

　　_____

　　_____

2 根据医嘱,双人核对治疗单,在核对过程中做到手到、眼到、口到。

　　_____

　　_____

　　_____

活动三　评估患者、准备用物

◧ 学习目标 ◨

1. 在评估中能了解患者的病情、意识状况、配合程度。
2. 选择正确的注射部位,评估注射部位局部皮肤、血管情况。
3. 了解患者用药史、过敏史及是否空腹。

◧ 建议学时 ◨

建议学时为 10 分钟。

◧ 学习准备 ◨

1. 床单位、模拟人与手臂、治疗车、笔、作业本。
2. 治疗车上层:手消毒液,内铺清洁治疗巾的治疗盘,一次性输液器,胶布或输液贴,止血带,垫巾,棉签,皮肤消毒液,药液,瓶套,启瓶器,笔,胶水,手表,治疗单输液卡,瓶签,治疗碗、输液架、盛污物容器，如需加药按医嘱备药物；另外备一次性注射器、砂轮。
3. 治疗车下层：医疗垃圾桶、生活垃圾桶、利器盒。

◨ 学习过程 ◨

1. 护生携治疗单至患者床旁进行评估，要点包括身体状况、药物过敏史，以及注射部位局部皮肤、血管情况，记录此次评估语言。

2. 准备药物过程中需要遵循哪些原则？

活动四　完成密闭式静脉输液

◨ 学习目标 ◨

1. 按照操作流程规范完成操作。
2. 正确调节输液速度、计算输液需要的时间。
3. 正确处理输液故障及输液反应。

◨ 建议学时 ◨

建议学时为 10 分钟。

◨ 学习准备 ◨

输液用物准备就绪，置于治疗车上下层。

◨ 学习过程 ◨

1. 正确实施静脉输液的操作，按照操作流程写出操作步骤。

2. 写出常见的输液故障及处理。

3. 写出常见的输液反应及处理。

操作标准

密闭式静脉输液操作标准如表26-2所示。

表26-2 密闭式静脉输液操作评分标准(满分100分)

程序	规范项目	分值	评分标准	扣分
操作前准备（20分）	1. 仪表端庄，着装整洁	2	一处不符合要求扣1分	
	2. 核对医嘱、治疗单、输液卡和瓶签	5	未核对扣5分；一处不符合要求扣1分	
	3. 评估 (1) 询问、了解患者的身体状况 (2) 评估患者穿刺部位的皮肤、血管状况 (3) 解释操作的目的，取得患者配合并做好输液前准备，如排空大小便等	6	未评估扣4分；评估不全一项扣2分；未解释扣2分	
	4. 洗手，戴口罩	2	一处不符合要求扣1分	
	5. 用物准备：手消毒液，内铺清洁治疗巾的治疗盘，一次性输液器，胶布或输液贴，止血带，垫巾，棉签，皮肤消毒剂，药液，笔，胶水，手表，治疗单和输液卡，治疗碗，输液架，盛污物容器，如需加药按医嘱备药物；另外备一次性注射器、砂轮、利器盒	5	少一件或一件不符合要求扣1分	
操作流程（60分）	1. 双人核对 (1) 治疗单、输液卡和瓶签：床号、姓名、药名、浓度、剂量、用法、时间 (2) 液体：药名、浓度、剂量和有效期等，瓶口有无松动，瓶身有无裂痕，对光检查药液是否浑浊、沉淀或有絮状物	5	不核对扣5分；未检查一项各扣2分；检查不全一处扣1分；一处不符合要求扣1分	
	2. 在瓶签核对者处签名，粘贴瓶签。开启药瓶中心部分，常规消毒瓶口	3	未签名扣3分未；未消毒或消毒方法不对扣1分	
	3. 检查一次性输液器：名称、生产日期、有效期、包装完整性，取出，持输液管插入瓶塞至针头根部	2	未检查扣2分；漏检查一项扣1分	
	4. 携用物至患者床旁，核对患者床号、姓名、药液，告知药名和作用	5	不核对扣5分；未告知扣3分；解释不全扣2分；态度不认真、语言不亲切各扣1分	
	5. 告知患者配合方法，协助患者取舒适体位	3	未告知扣2分；体位不舒适扣2分	

(续表)

程序	规范项目	分值	评分标准	扣分
	6. 固定针栓和护针帽,关闭调节器,将药瓶挂在输液架上排气,使输液管内充满溶液,茂菲滴管内有 1/2~2/3 液体,排气,将带有护针帽的针头妥善固定在输液架上	5	未固定针栓和护针帽、未关闭调节器、排气方法不正确、一次排气不成功、浪费药液各扣 1 分;一处不符合要求扣 1 分	
	7. 备胶布,铺垫巾及扎止血带,选择静脉,消毒皮肤,输液进针前查对,确认无误	4	扎止血带不符合要求、消毒范围及方法不正确各扣 1 分;一处不符合要求扣 1 分	
	8. 取下针帽排气,再次检查茂菲滴管下端有无气泡,进行穿刺,见回血后再沿静脉进针少许,松开止血带,打开调节器,以输液贴妥善固定针头及穿刺点,取出止血带及垫巾,将输液肢体放置舒适	10	不复查排气,输液管下端有气体各扣 1 分;进针方法不正确扣 3 分;退针一次扣 2 分;拔出皮肤重新穿刺扣 5 分;二次不成功扣 8 分;不放松止血带、调节器各扣 1 分;固定不牢扣 1 分;肢体放置不舒适扣 1 分;一处不符合要求扣 1 分	
	9. 输液后查对,确认无误	3	未再次核对扣 3 分	
	10. 调节输液速度,一般成人为 40~60 滴/分,儿童为 20~40 滴/分,或按医嘱调节	8	未调节滴速扣 8 分;滴数误差每 5 滴扣 2 分	
	11. 询问患者对操作的感受,告知注意事项,放置信号灯于患者可触及处	5	未告知注意事项扣 5 分;告知不全酌情扣 1~5 分;一处不符合要求扣 1 分	
	12. 协助患者取舒适体位,整理床单元和用物,致谢	2	体位不舒适扣 1 分;未整理床单位扣 1 分	
	13. 洗手	1	未洗手扣 1 分	
	14. 在治疗单、输液卡和瓶签上记录并签名,输液卡挂于输液架上	4	未签名扣 2 分;未记录扣 2 分;一处不符合要求扣 2 分	
操作后评价(15 分)	1. 按消毒技术规范要求分类处理使用后物品	3	一处不符合要求扣 1 分	
	2. 正确指导患者 (1) 告知患者所输药物 (2) 告知输液中的注意事项	5	未指导扣 5 分;指导不全一处扣 1 分	
	3. 语言通俗易懂,态度和蔼,沟通有效	2	态度语言不符合要求各扣 1 分;沟通无效扣 2 分	
	4. 全过程动作熟练、规范,符合操作原则	5	一处不符合要求酌情扣 1~2 分	

(续表)

程序	规范项目	分值	评分标准	扣分
回答问题（5分）	1. 目的 (1) 维持水和电解质、酸碱平衡，补充水量和水分 (2) 增加血容量，维持血压 (3) 利尿消肿，治疗疾病等 2. 注意事项 (1) 严格执行无菌操作及查对制度，加入其他药液时需在瓶签上注明药名、剂量。对长期输液的患者，选用静脉自远心端开始，注意保护、交替使用静脉 (2) 对昏迷、小儿等不合作的患者，应选用易固定部位静脉，并以夹板固定肢体 (3) 输入强刺激性特殊药物，应在确定针头已刺入静脉内时再加药，给药后加快流速，片刻后调回原流速 (4) 严防空气进入静脉，加药更换液体及结束输液时，均需保持输液管内充满液体 (5) 大量输液时，根据医嘱安排输液计划，并注意配伍禁忌 (6) 连续输液应24小时更换输液器1次 (7) 加强巡视，随时观察输液是否通畅、滴速及患者对药物的反应，如发现异常立即处理，必要时停止输液，通知医生	5	一项内容回答不全或回答错误扣0.5分	

评价标准

按照表26-3对护生的操作进行整体评价。

表26-3 密闭式静脉输液的操作评价表

工作流程	项目分值	项　　目	自评得分 ABCD	小组评得分 ABCD	教师评得分 ABCD
转抄医嘱（30分）	5	眉栏项目填写正确，无漏项			
	10	转抄医嘱内容准确			
	5	给药时间安排合理			
	5	执行护士签字、签署执行时间清晰准确			
	5	治疗卡填写准确，签字及签署时间清晰准确			

(续表)

工作流程	项目分值	项 目	自评得分 ABCD	小组评得分 ABCD	教师评得分 ABCD
给药护理（40分）	5	评估患者正确			
	5	用物准备齐全			
	8	严格执行查对制度,用药剂量准确			
	6	执行医嘱准确,输液速度调节准确			
	6	及时巡视,及时处理输液故障和输液反应			
	10	患者知晓药物的作用及注意事项			
学习能力（30分）	4	按时完成			
	5	团队合作			
	5	关爱患者			
	3	职业防护意识			
	5	操作熟练流畅			
	5	护患沟通			
	3	知识运用			
总分	100				

注：A级：完成任务质量达到该项目的90%～100%；B级：完成任务质量达到该项目的80%～89%；C级：完成任务质量达到该项目的60%～79%；D级：完成任务质量小于该项目的60%；总分按各级最高等级计算。

目 标 检 测

一、选择题

1. 空气栓塞时应采取的卧位是（　　）。
   A. 半卧位　　　　　　　　　B. 端坐位
   C. 右侧卧位,头低足高位　　D. 左侧卧位,头低足高位
   E. 左侧卧位,头高足低位

2. 急性左心功能不全的患者应采取的正确体位是（　　）。
   A. 平卧位　　　　　　　　　B. 半卧位
   C. 坐位　　　　　　　　　　D. 坐位,双下肢下垂
   E. 中凹位

3. 静脉补钾的浓度一般不超过（　　）。
   A. 0.2%　　B. 0.3%　　C. 0.4%　　D. 0.5%　　E. 0.6%

4. 下列输液所致的发热反应的处理措施,哪一项是错误的？（　　）
   A. 出现反应,立即拔针停止输液　　B. 通知医生及时处理
   C. 寒战者给予保温处理　　　　　　D. 高热者给予物理降温
   E. 及时应用抗过敏药物

5. 静脉输液的目的不包括（　　）。

A. 补充营养,维持热量

B. 输入药物治疗疾病

C. 纠正水电解质紊乱,维持酸碱平衡

D. 增加血红蛋白,纠正贫血

E. 增加循环血量,改善微循环,维持血压

6. 与输液发热反应原因无关的是(　　)。
   A. 输入药物不纯　　　　　B. 药物含致敏物质
   C. 药液灭菌不彻底　　　　D. 药物刺激性强
   E. 输液器消毒不严或受污染

7. 若患者输液过程中出现咳嗽、咳粉红色泡沫样痰,呼吸急促,大汗淋漓。此患者可能出现了下列哪种情况?(　　)
   A. 发热反应　　　　　　　B. 过敏反应
   C. 心脏负荷过重的反应　　D. 空气栓塞
   E. 细菌污染反应

8. 茂菲滴管内液面自行下降的原因是(　　)。
   A. 茂菲滴管有裂缝　　　　B. 输液管管径粗
   C. 患者肢体位置不当　　　D. 输液速度过快
   E. 针头堵塞

9. 为缓解急性肺水肿的症状,可协助患者采取下列哪种体位?(　　)
   A. 仰卧,头偏向一侧,防止窒息
   B. 左侧卧位,防止空气阻塞肺动脉口
   C. 端坐位,两腿下垂,减少回心血量
   D. 抬高床头15°～30°,减少回心血量
   E. 抬高床头20°～30°,以利于呼吸

10. 2000 ml液体要求10小时匀速输完,每分钟的滴速应是多少?(15 gtt/ml)(　　)
    A. 30滴/分　　B. 40滴/分　　C. 50滴/分　　D. 55滴/分　　E. 60滴/分

二、填空题

1. 静脉输液常遵循_____、_____、_____的用药顺序。
2. 输液过程中,常见的输液故障为_____、_____、_____、_____。
3. 常见的输液反应有_____、_____、_____、_____。
4. 补钾时就注意做到"四宜"即_____、_____、_____、_____。

任务二十七 静脉采血

学习目标

1. 叙述案例中患者的主要护理问题。
2. 正确转抄治疗单。
3. 正确执行三查七对工作及无菌操作原则,防止差错的发生。
4. 正确采集血标本,标本容器选择无误。
5. 叙述静脉采血的目的及注意事项。
6. 操作中关心患者,恰当应用护患沟通技巧,注重人文关怀,减轻痛苦。

学习任务

患者张某,女性,72岁。今上午9:00因慢性肺源性心脏病入院,查体:体温39.9℃,脉搏120次/分,呼吸24次/分,神志清楚。医嘱:采集静脉血标本,做肝、肾功能,以及血常规和细菌培养。

工作流程与活动

1. 接到任务后,查阅资料分析病例找出主要问题、列出护理措施(15分钟)。
2. 转抄并双人核对医嘱内容(5分钟)。
3. 评估患者后按照要求准备采血用物(5分钟)。
4. 为患者实施静脉采血(15分钟)。

活动一 接收工作任务、明确工作要求

学习目标

1. 能正确分析病例,找出患者的主要护理问题。
2. 能针对患者主要的护理问题,提出有针对性的护理措施。
3. 能独立查阅相关资料,并解决问题。

建议学时

建议学时为15分钟。

学习准备

教材《护理学基础》《内科护理学》、笔、作业本。

学习过程

1. 借助《内科护理学》相关知识及《护理学基础》理论,分析案例中患者存在的主要护理问题。

   _____
   _____
   _____

2. 在列举的主要问题中找出首优问题,并列出主要护理措施。

   _____
   _____
   _____

活动二 接到医嘱并处理

学习目标

1. 能正确查看医嘱,理解医嘱内容。
2. 能正确转抄医嘱。
3. 能正确核对医嘱。

建议学时

建议学时为 5 分钟。

学习准备

准备好医嘱本和医嘱单(内容如表 27-1 所示)、治疗单夹板、空白治疗单、笔、护士表。

表 27-1 临时医嘱单

姓名 张×× 年龄 72 性别 女 科别 内科 床号 3 住院号 20200711

开始					停止			
日期	时间	医嘱	签名		日期	时间	签名	
			医生	护士			医生	护士
2020-07-11	08:00	心电图	刘星					
2020-07-11	08:00	X线胸正位片	刘星					
2020-07-11	08:00	血常规	刘星					
2020-07-11	08:00	肝功能	刘星					
2020-07-11	08:00	肾功能	刘星					
2020-07-11	08:00	血培养	刘星					

学习过程

1. 将需要静脉采血的医嘱内容正确转抄到治疗单上。
   ___
   ___

2. 根据医嘱,双人核对治疗单,在核对过程中做到手到、眼到、口到。
   ___
   ___
   ___

活动三 评估患者、准备用物

学习目标
1. 在评估中能了解患者的病情、意识状况、配合程度。
2. 正确选择穿刺部位,评估穿刺部位局部皮肤、血管情况。
3. 了解患者是否空腹。

建议学时
建议学时为 5 分钟。

学习准备
1. 床单位、模拟人与手臂、治疗桌、笔、作业本。
2. 治疗车上层:手消毒液、内铺清洁治疗巾的治疗盘、胶布或输液贴、止血带、垫巾、棉签、皮肤消毒液、真空采血管、血培养管、笔、检验单(条码)、采血针,另外备一次性注射器。
3. 治疗车下层:医疗垃圾桶、生活垃圾桶、利器盒。

学习过程

1. 护生携检验单至患者床旁进行评估,要点包括身体状况穿刺部位局部皮肤、血管情况,记录此次评估语言。
   ___
   ___
   ___

2. 准备采血用物过程中需要遵循的原则有哪些?
   ___
   ___
   ___

活动四 完成静脉采血

学习目标

1. 按照操作流程规范完成操作。
2. 采集方法正确、标本容器选择无误。
3. 严格执行查对制度及无菌操作原则。

建议学时

建议学时为 15 分钟。

学习准备

采血用物准备就绪置于治疗车上下层。

学习过程

1. 护生推治疗车至患者床旁给患者进行静脉采血,有序安排采集顺序,操作后写出操作过程。

2. 对照评分标准反思整个操作过程中存在的问题。

操作标准

静脉采血技术的操作标准如表 27-2 所示。

表 27-2 静脉采血技术操作评分标准(满分 100 分)

程序	规范项目	分值	评分标准	扣分
操作前准备(20分)	1. 仪表端庄,着装整洁	2	一处不符合要求扣 1 分	
	2. 核对医嘱、检验项目	5	未核对扣 5 分;一处不符合要求扣 1 分	
	3. 评估 (1) 询问患者是否按照要求进行采血前准备,如是否空腹等 (2) 评估患者局部皮肤及血管情况 (3) 解释操作目的,取得患者的配合	6	未评估扣 4 分;评估不全一项扣 2 分;未解释扣 2 分	
	4. 洗手,戴口罩	2	一处不符合要求扣 1 分	

(续表)

程序	规范项目	分值	评分标准	扣分
	5. 用物准备：手消毒液、内铺清洁治疗巾的治疗盘、棉签、一次性注射器（根据需要选择规格）、皮肤消毒剂、手套、止血带、垫巾、标本容器（根据检查项目选择干燥试管、抗凝试管、血培养瓶或真空采血管）并贴检验标签、利器盒、盛污物容器，必要时备试管架、手套、酒精灯	5	少一件或一件不符合要求扣1分	
操作流程（60分）	1. 携用物至床旁，核对患者床号、姓名	3	不核对扣3分；一处不符合要求扣1分	
	2. 协助患者取舒适体位，告知患者检验项目，将标本容器分类放置	3	体位不舒适扣2分；一处不符合要求扣1分	
	3. （必要时戴手套）选择合适的静脉穿刺→铺垫巾→在穿刺处上方约6 cm处绑扎止血带	5	一处不符合要求扣1分	
	4. 消毒皮肤	2	消毒范围及方法不正确各扣1分	
	5. 进针前核对患者床号、姓名，确认无误	6	不核对扣6分	
	6. 检查并取出一次性注射器，调节针头斜面向上，拉动活塞。嘱患者握紧拳头，绷紧皮肤，与皮肤成适宜角度进针，刺入静脉	8	静脉穿刺时未绷紧皮肤、未嘱患者握拳、消毒液未干进针、针尖斜面方向不正确各扣1分；退针一次扣2分；退出皮肤再穿刺扣5分；退出2次扣10分	
	7. 见回血后抽出适量血液，根据检查目的不同，将标本置于不同容器中 (1) 采全血标本时，取下针头，慢慢注入抗凝管中，轻轻转动试管防止血液凝固 (2) 取血清标本时，取下针头，缓慢注入干燥试管中，勿将泡沫注入，避免震荡，以防红细胞破裂造成溶血 (3) 如使用一次性静脉采血针时穿刺成功后要用胶布固定针头，再将采血针另一头刺入标本容器内，需抽多管血标本时应先反折标本容器处针管，再将针头刺入另一标本容器 (4) 采血培养标本时，培养瓶有2种，一种是密封瓶；另一种是三角烧瓶，瓶口用硅胶塞及纱布严密包封，以前者为常用。注入密封瓶时除去铝盖中心部，用消毒剂消毒瓶盖，更换针头后将抽出的血液注入瓶内，轻轻摇匀；注入三角烧瓶时先将纱布松开，取出塞子，迅速在酒精灯火焰上消毒瓶口，轻轻摇匀，再将硅胶塞经火焰消毒后塞好，扎紧封瓶纱布	12	抽血时不固定针栓、针筒各扣1分；抽出血量不准确扣5分；血液标本凝固在注射器内扣5分；试管或容器选择错误扣5分；不沿试管注入一管扣2分；注入后有泡沫扣2分；全血标本凝固一管扣5分	

（续表）

程序	规范项目	分值	评分标准	扣分
	8. 嘱患者松开拳头,放松止血带,以干棉签置穿刺点处迅速拔针,指导患者正确按压局部片刻	5	不嘱患者松拳、未放松止血带、不固定针栓拔针各扣1分;针头松脱扣2分;未用干棉签按压穿刺点扣1分	
	9. 采血后核对患者及血标本,确认无误	5	未再次查对扣5分	
	10. 询问患者对操作的感受,告知注意事项,观察采血局部情况	5	未告知注意事项扣5分;告知不全酌情扣1~5分;一处不符合要求扣1分	
	11. 协助患者取舒适体位,整理床单位,致谢	3	体位不舒适扣2分;未整理床单位各扣1分	
	12. 洗手	1	未洗手扣1分	
	13. 签名	2	未签名扣2分	
操作后评价（15分）	1. 按消毒技术规范要求分类处理使用后物品	3	一处不符合要求扣1分	
	2. 正确指导患者 (1) 按照检验的要求,指导患者采血前做好准备 (2) 采血后,指导患者采取正确按压方法	5	未指导扣5分,指导不全一处扣1分	
	3. 言语通俗易懂,态度和蔼,沟通有效	2	态度语言不符合要求各扣1分;沟通无效扣2分	
	4. 全过程动作熟练、规范,符合操作原则	5	一处不符合要求酌情扣1~2分	
回答问题（5分）	1. 目的:采全血标本、血清标本 2. 注意事项 (1) 如一次穿刺失败,重新穿刺需更换部位及注射器 (2) 需空腹采血时,应提前通知患者 (3) 根据检查目的不同选择适宜容器 (4) 严禁在输液、输血针头处抽取血标本 (5) 如同时抽取不同种类的血标本,应先注入血培养瓶,再注入抗凝试管,最后注入干燥试管。血液注入培养瓶前应消毒瓶塞并轻轻摇匀 (6) 采血后标本应及时送检	5	一项内容回答不全或回答错误扣0.5分	

◆ 评价标准 ◆

按照表27-3对护生的操作进行整体评价。

任务二十七 静脉采血

表 27-3 静脉采血技术操作评价表

工作流程	项目分值	项　目	自评得分 ABCD	小组评得分 ABCD	教师评得分 ABCD
转抄医嘱（20分）	5	眉栏项目填写正确，无漏项			
	15	检验单（卡）准确，核对，执行护士签字及签署时间清晰准确			
静脉采血法（45分）	5	评估患者正确			
	5	用物准备齐全			
	10	严格执行查对制度及无菌操作制度			
	10	采血用物准备正确			
	5	采血方法正确			
	10	患者知晓采血的目的、注意事项及配合要点			
学习能力（35分）	5	按时完成			
	5	团队合作			
	5	关爱患者			
	5	职业防护意识			
	5	操作熟练流畅			
	5	护患沟通			
	5	知识运用			
总分	100				

注：A级：完成任务质量达到该项目的90%～100%；B级：完成任务质量达到该项目的80%～89%；C级：完成任务质量达到该项目的60%～79%；D级：完成任务质量小于该项目的60%；总分按各级最高等级计算。

目标检测

一、选择题

1. 需在患者使用抗生素前采集的标本是（　　）。
   A. 全血标本　　　　　　B. 血清标本　　　　　　C. 血培养标本
   D. 常规标本　　　　　　E. 24小时尿标本
2. 若同时抽取几个项目的血液标本时，首先应注入的容器是（　　）。
   A. 抗凝试管　　　　　　B. 血培养瓶　　　　　　C. 干燥试管
   D. 液体石蜡瓶　　　　　E. 枸橼酸钠瓶
3. 采集血标本的错误方法是（　　）。
   A. 全血标本采集后注入抗凝管轻轻摇匀　　B. 血清标本避免震荡防止溶血
   C. 血气分析应抽取静脉血　　　　　　　　D. 严禁从输血针头处采血
   E. 血气分析需加盖抗凝
4. 生化检验的血标本取血时间宜在（　　）。
   A. 傍晚　　　　　　　　B. 午后　　　　　　　　C. 清晨空腹

D. 临睡前　　　　　　　　　　E. 饭前
5. 采集全血生化检查,下列方法正确的是(　　)。
   A. 采用抗凝试管　　　　　　B. 饭后 2 小时采集
   C. 从输血针头处抽血　　　　D. 采血后使针头斜面紧贴试管壁缓慢注入
   E. 血液注入试管后不能摇动
6. 张某,女性,35 岁。持续高热,为明确诊断,需采集血培养标本,下列操作错误的是(　　)。
   A. 检查容器有无裂缝　　　　B. 检查培养基是否符合要求
   C. 严格执行无菌技术操作　　D. 采血后即将针头插入培养瓶注入血液
   E. 血液注入培养瓶内轻轻摇匀

二、填空题
1. 大部分血液生化检测要求受血者在_____采血。
2. 严禁在_____、_____的针头处抽取血标本。

任务二十八 静脉输血

学习目标

1. 正确描述静脉输血的概念。
2. 学习任务案例的主要护理问题。
3. 正确转抄治疗单。
4. 简述血液的种类。
5. 严格执行"三查八对",按正确流程给予静脉输血。
6. 掌握分析输血反应及处理。
7. 叙述静脉输血的目的及注意事项。

学习任务

患者唐某,男性,48岁,有胃溃疡病史10年。2周前黑便2~3次,成形。3天前进食烧烤食物后觉上腹部不适,伴有恶心、腹痛,解柏油样便约500 ml,并呕吐鲜血约200 ml,因头晕、心慌、气短,家人急忙将患者送入院。查体:体温36℃,脉搏110次/分钟,呼吸22次/分钟,血压90/50 mmHg,患者面色苍白,上腹部有压痛,实验室检查:血红蛋白80 g/L,诊断:胃溃疡并出血。医嘱:输入同型血(O型)200 ml/(40滴/分)。

工作流程与活动

1. 接到任务后,查阅资料分析病例找出主要问题、列出护理措施(15分钟)。
2. 转抄并双人核对医嘱内容(5分钟)。
3. 评估患者后按照要求准备用物(10分钟)。
4. 正确为患者完成静脉输血(10分钟)。

活动一 接收工作任务、明确工作要求

学习目标

1. 能正确分析病例找出患者主要的护理问题。
2. 能针对患者主要的护理问题,提出有针对性的护理措施。
3. 能独立查阅相关资料,并解决问题。

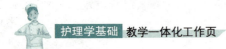

▎建议学时▕

建议学时为 15 分钟。

▎学习准备▕

教材《护理学基础》《内科护理学》、笔、作业本。

▎学习过程▕

1 借助《内科护理学》中相关知识及《护理学基础》理论,分析案例中患者存在的主要护理问题。

_____
_____
_____

2 在列举的主要问题中找出首优问题,并列出主要护理措施。

_____
_____
_____
_____

活动二 接到医嘱并处理

▎学习目标▕

1. 能正确查看医嘱,理解医嘱内容。
2. 能正确转抄医嘱。
3. 能正确核对医嘱。

▎建议学时▕

建议学时为 5 分钟。

▎学习准备▕

准备好医嘱本和医嘱单(内容如表 28-1 所示)、治疗单夹板、空白治疗单、笔、护士表。

表 28-1 临时医嘱单

姓名 唐×× 年龄 48 性别 男 床号 5 科别 消化内科 住院病历号 20200801

开 始				执 行			备注
日期	时间	医嘱	医师签名	日期	时间	护士签名	
2020-08-01	08:20	交叉配血试验	黄莉	13-11-08	10:25	李艳	
2020-08-01	10:20	输入同型血(O型)200ml/(40滴/分)	黄莉				
2020-08-01	10:20	0.9%氯化钠注射液100ml/冲管,60滴/分	黄莉				

■ 学习过程 ■

1　将需要执行的医嘱内容正确转抄到治疗单上。
___
___
___

2　根据医嘱,双人核对治疗单,在核对过程中做到手到、眼到、口到。
___
___
___

活动三　评估患者、准备用物

■ 学习目标 ■
　　1. 在评估中能了解患者的病情、意识状况、配合程度。
　　2. 选择正确的穿刺部位,评估穿刺部位局部的皮肤、血管情况。
　　3. 了解患者用药史、过敏史、是否空腹。

■ 建议学时 ■
　　建议学时为 10 分钟。

■ 学习准备 ■
　　1. 床单位、模拟人与手臂、治疗桌、笔、作业本。
　　2. 治疗车上层:手消毒液、治疗盘、血液、0.9%氯化钠注射液 100 ml、一次性输血管、血液制品、输液敷贴、棉签、止血带、垫巾、皮肤消毒液、输液架、输液卡、治疗单、治疗碗、手表、笔。
　　3. 治疗车下层:医疗垃圾桶、生活垃圾桶、利器盒。

■ 学习过程 ■

1　护生携治疗单至患者床旁进行评估,要点包括身体状况及药物过敏史、穿刺部位局部皮肤、血管情况,记录此次评估内容。
___
___
___
___

2　准备物品过程中需要注意哪些问题?
___
___
___

活动四 完成静脉输血

学习目标
1. 按照操作流程规范完成操作。
2. 正确调节输血速度。
3. 密切观察患者反应。

建议学时
建议学时为 10 分钟。

学习准备
用物准备就绪置于治疗车上、下层。

学习过程

① 实施输血操作,按照操作写出操作步骤。

② 写出常见的输血反应及处理。

③ 输血注意事项有哪些?

操作标准
静脉输血的操作标准如表 28-2 所示。

表 28-2 静脉输血操作评分标准(满分 100 分)

程序	内容	分值	评分标准	扣分
操作前准备(20分)	1. 仪表端庄,着装整洁	2	一处不符合要求扣 1 分	
	2. 核对医嘱、治疗单	5	未核对扣 5 分;一处不符合要求扣 1 分	
	3. 评估 (1)询问、了解患者身体状况,了解有无输血史及不良反应,必要时遵医嘱给予抗组胺药或类固醇药	6	未评估扣 4 分;评估不全一项扣 2 分;未解释扣 2 分	

(续表)

程序	内　容	分值	评 分 标 准	扣分
	(2) 评估患者血管情况,选择适宜输注部位 (3) 解释操作目的,取得患者配合,并做好输血前的准备,如排空大小便等			
	4. 洗手,戴口罩	2	一处不符合要求扣1分	
	5. 用物准备:手消毒液、治疗盘、血液、0.9%氯化钠注射液100 ml、一次性输血管、输液敷贴、棉签、止血带、垫巾、皮肤消毒液、输液架、输液卡、治疗单、治疗碗、手表、笔、医疗垃圾桶、生活垃圾桶、利器盒	5	少一件或一处符合要求扣1分	
操作流程(60分)	1. 双人核对配血单上的信息,如患者姓名、床号、住院号、血袋条形码号、血型、交叉配血结果、血液种类、剂量、有效期,双人签名	3	未核对扣3分;未检查一项各扣2分;检查不全一处扣1分;一处不符合要求扣1分	
	2. 检查液体:药名、剂量、浓度和有效期等,瓶口有无松动,瓶身有无裂痕,对光检查药液是否浑浊、沉淀或有絮状物	2	未核对扣2分;检查不全一处扣1分;一处不符合要求扣1分	
	3. 将输液卡贴到瓶上,在核对者处签名。开启药瓶中心部分,消毒瓶口	2	未签名、未消毒扣2分;消毒方法不正确扣1分	
	4. 检查输血管的质量(名称、生产日期、有效期、完整性),打开包装,取出排气针头和输血管插入输液瓶塞至针头根部,操作者在加药者处签名	2	未检查扣2分;检查不全扣1分;一处不符合要求扣1分	
	5. 携用物至患者床旁,双人核对床号、姓名、血型,告知患者所输血液制品的种类及输注生理盐水的作用	5	未再次核对扣3分;核对不全一处扣1分;未核对床号、姓名、血型扣3分;不告知扣2分	
	6. 告知患者配合方法,协助患者取合适体位	3	体位不舒适扣3分;未告知扣1分	
	7. 固定输血管的针栓和护针帽,关闭调节器,将药液挂上输液架进行排气,使输血管内充满液体,茂菲滴管内有1/3~1/2液体,将带有护针帽的针头妥善固定在输液架上	2	排气方法不正确、一次排气不成功、浪费药液各扣1分;一处不符合要求扣1分	
	8. 铺垫巾、扎止血带,选择静脉,消毒皮肤,进针前查对,确认无误	2	未查对扣2分;绑扎止血带不符合要求、消毒范围及方法不正确各扣1分;一处不符合要求扣1分	

(续表)

程序	内　　容	分值	评 分 标 准	扣分
	9. 取下护针帽,再次检查茂菲滴管下端有无气泡,穿刺见回血后再沿静脉进针少许,放松止血带,打开调节器,用输液贴固定针头,取出止血带和垫巾,将输液肢体取舒适体位	10	未复查排气,输液管下端有气体各扣1分;进针方法不正确扣3分;退针一次扣2分;针拔出皮肤重新穿刺扣5分;二次不成功扣10分;未放松止血带、未打开调节器各扣1分;固定不牢扣1分;肢体放置不舒适扣1分;一处不符合要求扣1分	
	10. 输液后查对,调节输液速度。成人一般为40～60滴/分,儿童为20～40滴/分,或按医嘱调节	4	未查对扣2分;未调节滴速扣2分;滴数误差每5滴扣2分	
	11. 双人再次核对患者床号、姓名、血型单、输血单、血袋上的信息	6	未核对扣6分;核对不全一项扣1分	
	12. 拧开血袋接口,关闭输血器的调节器,输血器插口与血袋接口连接牢固,打开输血器的调节器	2	未关闭输血器的调节器扣2分;一处不符合要求扣1分	
	13. 输血后查对,确认无误,遵医嘱调节输血速度,开始宜慢,严密观察15分钟后无不良反应,再按病情需要调节滴速	5	未查对扣2分;输血速度不符合要求扣3分	
	14. 询问患者对操作的感受,向患者及家属交代输血过程中的注意事项,放置呼叫器于患者可触及处	5	未告知注意事项扣5分;告知不全酌情1～5分;一处不符合要求扣1分	
	15. 协助患者取舒适体位,整理床单元,致谢	2	体位不舒适2分;未整理床单元扣1分	
	16. 洗手、记录并签全名	5	未洗手1分;未记录或未签名各扣2分;一处不符合要求扣1分	
操作后评价(15分)	1. 按消毒技术规范要求分类整理使用后物品	3	一处不符合要求扣1分	
	2. 正确指导患者 (1)告知患者输血的目的,输入血制品的种类 (2)告知患者常见输血反应的临床表现,出现不适应及时报告医务人员	5	未指导5分;指导不全一处扣1分	
	3. 语言通俗易懂,态度和蔼,沟通有效	2	态度、语言不符合要求各扣1分;沟通无效扣2分	
	4. 全过程动作熟练、规范,符合操作原则	5	一处不符合要求酌情扣1～2分	

(续表)

程序	内　　容	分值	评 分 标 准	扣分
回答问题（5分）	1. 目的 （1）补充血容量，维持胶体渗透压，保持有效循环血量，提升血压 （2）增加血红蛋白，纠正贫血 （3）纠正低蛋白血症，改善营养 （4）输入新鲜血，补充凝血因子，有助于止血 （5）按需要输入不同成分的血液制品 2. 注意事项 （1）输血前必须经两人核对，无误方可输入 （2）认真检查血液质量，如有异常不能使用 （3）血液内不能加入其他药物 （4）注意滴速，输血开始15分钟内滴速要慢，如无反应可再根据需要调节滴速。一般成人40～60滴/分，年老体弱、心衰等患者速度宜慢 （5）大量出血患者需加压快速输血时，要求护士在输血过程中守护患者 （6）输入两个以上供血者血液时，两份血液之间须输入生理盐水，以免发生反应 （7）输血完毕后将血袋送输血科低温保存24小时 （8）输血过程中需密切观察有无输血反应，一旦出现输血反应，立即停止输血并通知医生，保留余血以备查明原因 （9）血液从血库取出后最好在30分钟内输入，并要求在3～4小时内输完（200～300 ml）	5	一处内容回答不全或回答错误扣0.5分	

评价标准

按照表28-3对护生的操作进行整体评价。

表28-3　静脉输血操作评价表

工作流程	项目分值	项　　目	自评得分 ABCD	小组评得分 ABCD	教师评得分 ABCD
转抄医嘱（30分）	5	眉栏项目填写正确，无漏项			
	10	转抄医嘱内容准确			
	5	输血时间安排合理			
	5	执行护士签字、签署执行时间清晰准确			
	5	治疗卡填写准确，签字及签署时间清晰准确			

(续表)

工作流程	项目分值	项　　目	自评得分 ABCD	小组评得分 ABCD	教师评得分 ABCD
输血护理（40分）	5	评估患者正确			
	5	用物准备齐全			
	8	严格执行查对制度			
	10	输血方法正确			
	6	用药指导正确			
	6	患者知晓输血的作用及注意事项，并能配合治疗			
学习能力（30分）	4	按时完成			
	5	团队合作			
	5	关爱患者			
	3	职业防护意识			
	5	操作熟练流畅			
	5	护患沟通			
	3	知识运用			
总分	100				

注：A级：完成任务质量达到该项目的90%～100%；B级：完成任务质量达到该项目的80%～89%；C级：完成任务质量达到该项目的60%～79%；D级：完成任务质量小于该项目的60%；总分按各级最高等级计算。

目 标 检 测

一、选择题

1. 使用前需放在37℃温水中提温的血液制品是（　　）。
   A. 普通血浆　　　　B. 干燥血浆　　　　C. 冰冻血浆　　　　D. 库存血
2. 从血库取回的库存血在室温下放置多长时间才能输入（　　）。
   A. 马上输入　　　　　　　　　　　B. 放置5～10分钟
   C. 放置10～15分钟　　　　　　　 D. 放置15～20分钟
3. 在输血反应中最严重的是下列哪一种？（　　）
   A. 大量输血后反应　　　　　　　　B. 过敏反应
   C. 溶血反应　　　　　　　　　　　D. 发热反应
4. 患者输血15ml后出现头痛、四肢麻木、腰背部剧痛，护士首先应（　　）。
   A. 马上通知医生　　　　　　　　　B. 立刻调慢滴速
   C. 立即停止输血　　　　　　　　　D. 热水袋热敷腰部
5. 血液内可以加入的药物是（　　）。
   A. 钙剂　　　　　　B. 碱性药　　　　　C. 酸性药　　　　　D. 以上都不能

二、填空题

1. 新鲜血是指放在 4℃冰箱内保存_____的血液。
2. 大量输入库存血后患者容易出现_____。
3. 输血前后及输入两袋血液之间要输入_____溶液。
4. 输入库存血 1 000 ml 以上时,遵医嘱补充_____,防止发生_____。
5. 输血开始 15 分钟内速度宜慢,一般不超过_____。

任务二十九　氧气筒式氧疗法

学习目标

1. 叙述案例中患者的主要护理问题。
2. 正确转抄治疗单。
3. 严格执行查对制度,规范操作。
4. 叙述氧疗的目的、方法、注意事项。
5. 正确装、卸氧压表,流量调节准确。
6. 注意用氧安全,动作轻稳,护患有效沟通。

学习任务

患者王某,男性,70岁。因受凉出现咳嗽、咳痰,伴气喘入院。诊断:慢性阻塞性肺气肿。查体:患者神志清楚,精神萎靡,咳嗽伴咳白黏痰,能自行咳出,检查:体温36.8℃,脉搏90次/分,呼吸30次/分,血压140/80 mmHg,SaO_2 90%,血气分析:PaO_2 56 mmHg,$PaCO_2$ 52 mmHg,SaO_2 90%。医嘱:低流量给氧2 L/min。

工作流程与活动

1. 接到任务后,查阅资料分析病例找出主要问题、列出护理措施(15分钟)。
2. 转抄并双人核对医嘱内容(5分钟)。
3. 评估患者后按照要求准备吸氧用物,装表(10分钟)。
4. 正确为患者进行吸氧,并明确此操作的注意事项。(10分钟)

活动一　接收工作任务、明确工作要求

学习目标

1. 能正确分析病例找出患者主要护理问题。
2. 能针对患者主要护理问题,提出有针对性的护理措施。
3. 能独立查阅相关资料解决此问题。

建议学时

建议学时为15分钟。

学习准备

教材《护理学基础》《内科护理学》、笔、作业本。

学习过程

1. 借助《内科护理学》中呼吸系统疾病相关知识及《护理学基础》理论,分析案例中患者存在的主要护理问题。

   _____
   _____
   _____

2. 在列举的主要问题中找出首优问题,并列出主要护理措施。

   _____
   _____
   _____
   _____

活动二 接到医嘱并处理

学习目标

1. 能正确查看医嘱,理解医嘱内容。
2. 能正确转抄医嘱。
3. 能正确核对医嘱。

建议学时

建议学时为 5 分钟。

学习准备

准备好医嘱本和医嘱单(内容如表 29-1 所示)、治疗单夹板、空白治疗单、笔、护士表。

表 29-1 长期医嘱单

姓名 王×× 年龄 70 性别 男 科别 内科 床号 7 住院号 20200630

开始					停止			
日期	时间	医嘱	签名		日期	时间	签名	
			医生	护士			医生	护士
2020-06-30	08:00	慢性阻塞性肺气肿常规护理	李丽					
2020-06-30	08:00	Ⅱ级护理	李丽					
2020-06-30	08:00	普通饮食	李丽					
2020-06-30	08:00	测 T、P、R、Bp Q4h	李丽					
2020-06-30	08:00	持续低流量吸氧 2L/min	李丽					

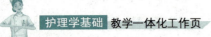

◢ 学习过程 ◣

1 将需要执行的医嘱内容正确转抄到治疗单上。
_____
_____

2 根据医嘱,双人核对治疗单,在核对过程中做到手到、眼到、口到。
_____
_____
_____

活动三　评估患者、准备用物

◢ 学习目标 ◣

1. 在评估中能了解患者的病情、意识状况、配合程度。
2. 正确评估用氧设备,环境。
3. 正确安装氧压表。

◢ 建议学时 ◣

建议学时为 10 分钟。

◢ 学习准备 ◣

1. 模拟患者、床单位、氧气筒、吸氧装置、笔、作业本。
2. 治疗车上层:治疗盘内:氧气表 1 只、治疗碗(内盛冷开水)1 只、扳手 1 把、弯盘(内备纱布、鼻导管 1~2 根、鼻塞、橡胶管、通气管)2 只、湿化瓶(内盛 1/3~1/2 冷开水)1 只、胶布 1 卷、棉签 1 包、橡皮圈、安全别针 1 个、记录单 1 本、污物盒 1 只。
3. 治疗车下层:医疗垃圾桶、生活垃圾桶。

◢ 学习过程 ◣

1 护生携治疗单至患者床旁进行评估,要点包括身体状况及鼻腔情况。
_____
_____
_____

2 正确安装氧压表,掌握装表过程中注意事项?操作完成后予以记录。
_____
_____
_____

活动四 实施氧疗

学习目标

1. 吸氧前再次确认患者是否理解并配合。
2. 正确进行氧流量的调节。
3. 操作后交代患者注意事项。

建议学时

建议学时为 10 分钟。

学习准备

1. 模拟患者、床单位、氧气筒及"四防"标志、笔、作业本。
2. 治疗车上层:治疗盘内治疗碗 2 个(1 个盛清水、1 个装纱布 2 块及通气管)、扳手、棉签 1 包、氧压表、鼻氧管。
3. 治疗车下层:医疗垃圾桶、生活垃圾桶。

学习过程

1. 护生推治疗车至患者床旁给患者进行氧疗,完成操作后写出操作过程。

2. 对照评分标准反思整个操作过程中存在的问题,操作后予以记录。

操作标准

氧气筒式氧疗法的操作标准如表 29-2 所示。

表 29-2 氧气筒式氧疗法评分标准(满分 100 分)

程序	规范项目	分值	评分标准	扣分
操作前准备 (20 分)	1. 仪表端庄,着装整洁	2	一处不符合要求扣 1 分	
	2. 核对医嘱、治疗单(卡)	5	未核对扣 5 分;一处不符合要求扣 1 分	
	3. 评估 (1) 询问、了解患者的身体状况 (2) 评估患者鼻腔情况 (3) 评估氧气装置是否完好 (4) 解释操作目的,取得患者的配合	6	未评估扣 4 分,评估不全一项扣 2 分;未解释扣 2 分	

（续表）

程序	规范项目	分值	评分标准	扣分
	4. 洗手,戴口罩	2	一处不符合要求扣1分	
	5. 用物准备:手消毒液,内铺清洁治疗巾的治疗盘,供氧装置1套(配"四防"标识的流量表)、湿化瓶(内盛1/3～1/2冷开水),冷开水,一次性吸氧管2条,供氧系统氧气吸入器1套,治疗碗(装纱布、通气管、镊子)、棉签、用氧记录单、笔、手表、盛污物容器	5	少一件或一件不符合要求扣1分	
操作流程(60分)	1. 装表:打开氧气筒上总开关清洁气门,立即关好。接上氧气表并旋紧,检查小开关是否关闭。打开总开关,检查装表后有无漏气。通气管、湿化瓶、供氧导管分别与氧气表连接(也可将整套装置先接好再接上中心供氧装置)	9	一处不符合要求扣1分	
	2. 携用物至床旁,查对床号、患者姓名	5	未核对扣5分	
	3. 协助患者取舒适体位,用湿棉签清洁鼻孔(双鼻塞导管用2根棉签)	6	体位不舒适扣2分;未清洁扣3分	
	4. 检查一次性吸氧管密封效果及有效日期,与流量表连接	2	未检查扣2分;一处不符合要求扣1分	
	5. 打开流量表开关,调节氧流量,确定氧气流出通畅	6	未检查氧气流出是否通畅扣2分;调节流量不准确扣2分;先插管后调流量扣5分	
	6. 将一次性吸氧管轻轻置入鼻孔,妥善固定	3	未固定吸氧管扣3分;固定不牢扣1分	
	7. 指导患者进行有效呼吸,告知不可自行摘除鼻导管和调节流量,放置信号灯于患者可触及处,密切观察缺氧改善情况	5	未告知注意事项扣5分;告知不全酌情扣1～5分;一处不符合要求扣1分	
	8. 协助患者取舒适体位,整理床单位,致谢	4	体位不舒适扣2分;未整理床单位各扣1分	
	9. 洗手	1	未洗手扣1分	
	10. 签名,记录用氧时间及氧流量	3	未签名扣1分;未记录扣2分;一处记录不符合要求扣1分	
	11. 停吸氧时,核对床号、姓名,向患者解释,取下鼻塞,擦净鼻部	6	未核对扣3分;未解释扣3分;先关流量开关后拔管扣5分;未擦净鼻腔分泌物扣2分	

(续表)

程序	规范项目	分值	评分标准	扣分
	12. 询问患者对操作的感受,观察吸氧效果	5	一处不符合要求扣1分	
	13. 协助患者取舒适体位,整理床单位,致谢	3	体位不舒适扣2分;未整理床单位扣1分	
	14. 洗手,记录停氧时间	2	一处不符合要求扣1分	
操作后评价(15分)	1. 按消毒技术规范要求分类处理使用后物品	3	一处不符合要求扣1分	
	2. 正确指导患者 (1) 告知患者不要自行摘除鼻塞或调节氧气流量 (2) 告知患者,如感到鼻咽部干燥不适或胸闷憋气时,应当及时通知医护人员 (3) 告知患者有关用氧的安全知识	5	未指导扣5分;指导不全一处扣1分	
	3. 言语通俗易懂,态度和蔼,沟通有效	2	态度语言不符合要求各扣1分;沟通无效扣2分	
	4. 全过程动作熟练、规范,符合操作原则	5	一处不符合要求酌情扣1~2分	
回答问题(5分)	1. 目的:提高血氧含量及动脉血氧饱和度,纠正机体缺氧 2. 注意事项 (1) 严格遵守操作规程,切实做好防火、防油、防热、防震,注意用氧安全 (2) 持续吸氧患者鼻塞每日更换1次,用单腔管时双侧鼻孔交替置管,及时清理鼻腔分泌物,保证用氧效果 (3) 使用氧气时,应先调节流量后应用,停用时先拔除鼻塞,再关闭氧气开关。氧气筒内氧气切勿用空,至少保留$5kg/cm^2$压强 (4) 对已用完的氧气筒,应悬挂"空"的标志 (5) 在用氧过程中,准确评估患者的生命体征,判断用氧效果,做到安全用氧	5	一项内容回答不全或回答错误扣0.5分	

■ 评价标准 ■

按照表29-3对护生的操作进行整体评价。

表 29-3　氧气筒式氧疗法

工作流程	项目分值	项　目	自评得分 ABCD	小组评得分 ABCD	教师评得分 ABCD
转抄医嘱（30分）	5	眉栏项目填写正确，无漏项			
	10	转抄医嘱内容准确			
	5	执行护士签字、签署执行时间清晰准确			
	10	治疗卡填写准确，签字及签署时间清晰准确			
氧疗护理（40分）	5	评估患者正确			
	5	用物准备齐全，装氧表准确			
	8	严格执行查对制度，操作规范			
	6	执行医嘱准确，氧流量准确			
	6	注意用氧安全，动作轻稳			
	10	患者知晓氧疗的作用及注意事项			
学习能力（30分）	4	按时完成			
	5	团队合作			
	5	关爱患者			
	3	职业防护意识			
	5	操作熟练流畅			
	5	护患沟通			
	3	知识运用			
总分	100				

注：A级：完成任务质量达到该项目的90%~100%；B级：完成任务质量达到该项目的80%~89%；C级：完成任务质量达到该项目的60%~79%；D级：完成任务质量小于该项目的60%；总分按各级最高等级计算。

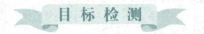

目　标　检　测

一、选择题

1. 要求氧浓度达到45%时，应为患者调节氧气流量为(　　)。
   A. 2L/分　　B. 4L/分　　C. 6L/分　　D. 8L/分　　E. 10L/分
2. 使用氧气过程中调节氧流量时，应采取的方法是(　　)。
   A. 拔出导管调节氧流量　　　　　　　　B. 直接调节氧流量
   C. 分离导管调节氧流量　　　　　　　　D. 更换粗导管并加大氧流量
   E. 关闭总开关调节氧流量后再开总开关
3. 停止供应氧气的正确方法是(　　)。
   A. 关紧流量表，取下鼻导管，关总开关再重开流量表
   B. 关紧总开关，取下鼻导管，关好流量表

C. 取下鼻导管,关紧总开关再关流量表

D. 关紧流量表再关总开关,取下鼻导管重开流量表

E. 取下鼻导管,关紧流量表再关总开关,重开流量表

4. 吴某,男性,56岁。肺心病伴呼吸衰竭,临床表现为呼吸困难,并有精神、神经症状,给氧方法为(　　)。

A. 低流量、低浓度持续给氧　　　　　B. 加压给氧

C. 乙醇湿化给氧　　　　　　　　　　D. 低流量间断给氧

E. 高浓度、高流量持续给氧

二、填空题

1. "四防"包括_____、_____、_____、_____。

2. 氧气筒至少距离火源_____,距离暖气_____。

任务三十　吸　痰　法

学习目标

1. 叙述学习任务患者的主要护理问题。
2. 叙述正确吸痰的方法,根据患者病情准备吸痰用物。
3. 能正确完成吸痰护理操作技术。
4. 根据病情对患者进行促进排痰的方法指导,保持患者呼吸道通畅。
5. 叙述吸痰的目的及注意事项。

学习任务

患者赖某,男性,75岁,因反复咳嗽、咳痰8年余,加重1天入院。查体:体温38.5℃,脉搏110次/分,呼吸28次/分,血压140/90mmHg;听诊:两肺呼吸音粗,闻及干湿性啰音及哮鸣音,喉间痰鸣音明显。胸部CT提示:双下肺感染。医嘱:保持气道通畅,必要时吸痰。诊断:①慢性阻塞性肺疾病;②肺部感染。

工作流程与活动

1. 接到任务后,查阅资料分析病例找出主要问题、列出护理措施(15分钟)。
2. 转抄并双人核对医嘱内容(5分钟)。
3. 评估患者后按照要求准备用物(10分钟)。
4. 为患者吸痰(10分钟)。

活动一　接收工作任务、明确工作要求

学习目标

1. 能正确分析病例找出患者主要护理问题。
2. 能针对患者主要护理问题,提出有针对性的护理措施。
3. 能独立查阅相关资料解决此问题。

建议学时

建议学时为15分钟。

学习准备

教材《护理学基础》《内科护理学》、笔、作业本。

学习过程

1. 借助《内科护理学》中呼吸系统疾病相关知识及《护理学基础》理论,分析案例中患者存在的主要护理问题。

   _____
   _____

2. 在列举的主要问题中找出首优问题,并列出主要护理措施。

   _____
   _____
   _____

活动二 接到医嘱并处理

学习目标

1. 能正确查看医嘱,理解医嘱内容。
2. 能正确转抄医嘱。
3. 能正确核对医嘱。

建议学时

建议学时为 5 分钟。

学习准备

准备好医嘱本和医嘱单(内容如表 30-1 所示)、治疗单夹板、空白治疗单、笔、护士表。

表 30-1 长期医嘱单

姓名 赖× 年龄 75 性别 男 科别 呼吸内科 床号 12 住院号 20200318

开始					停止			
日期	时间	医嘱	签名		日期	时间	签名	
			医生	护士			医生	护士
2020-03-18	11:00	按呼吸内科疾病常规护理	李平					
2020-03-18	11:00	Ⅰ级护理	李平					
2020-03-18	11:00	易消化饮食	李平					
2020-03-18	11:00	半卧位	李平					

(续表)

开　始				停　止			
日期	时间	医嘱	签名		日期	时间	签名	
			医生	护士			医生	护士
2020-03-18	11:00	0.9%氯化钠注射液 250 ml+氨茶碱 mg 0.25 ivgtt　Qd	李平					
2020-03-18	11:00	保持气道通畅,必要时吸痰	李平					

学习过程

1 将需要执行的医嘱内容正确转抄到治疗单上。
　　_____
　　_____
　　_____

2 根据医嘱,双人核对治疗单,在核对过程中做到手到、眼到、口到。
　　_____
　　_____
　　_____

活动三　评估患者、准备用物

学习目标

1. 在评估中能了解患者的病情、意识状况、配合程度。
2. 会听诊患者肺部的呼吸音。
3. 会观察患者口腔情况,有无活动性义齿。

建议学时

建议学时为10分钟。

学习准备

1. 床单位、模拟人、床旁备有电动吸引器、笔、作业本。
2. 治疗车上层:无菌吸痰盘内有2个装了生理盐水的无菌治疗碗、合适型号的吸痰管,治疗单,听诊器,压舌板。
3. 治疗车下层:医疗垃圾桶、生活垃圾桶。

学习过程

1 护生携治疗单至患者床旁进行评估,要点包括肺部呼吸音情况、口腔是否有分泌物,有无活动性义齿。

2 根据医嘱内容正确准备用物,准备好后记录下来。

活动四 实施吸痰

▣ 学习目标 ▣

1. 正确调节吸痰负压。
2. 正确听诊肺部呼吸音。
3. 正确实施吸痰。

▣ 建议学时 ▣

建议学时为 10 分钟。

▣ 学习准备 ▣

1. 床单位、模拟人、治疗桌、笔、作业本。
2. 治疗车上层:无菌吸痰盘内有 2 个装了生理盐水的无菌治疗碗、合适型号的吸痰管、治疗单、听诊器、压舌板。
3. 治疗车下层:医疗垃圾桶、生活垃圾桶、利器盒。

▣ 学习过程 ▣

1 护生携治疗车至患者床旁,完成吸痰操作并记录。

2 根据评分标准进行反思,写出吸痰的操作流程。

▣ 操作标准 ▣

电动吸引器吸痰的操作标准如表 30-2 所示。

表30-2 电动吸引器吸痰操作评分标准（标准分100分）

程序	规范项目	分值	评分标准	扣分
操作前准备（20分）	1. 仪表端庄，着装整洁	2	一处不符合要求扣1分	
	2. 核对医嘱、治疗单（卡），紧急情况先抢救	5	未核对医嘱扣5分	
	3. 评估 （1）患者意识状态、呼吸及缺氧情况 （2）呼吸道分泌物的量、黏稠度、部位，口、鼻腔黏膜情况 （3）口腔有无活动性义齿 （4）解释操作目的，取得患者合作	6	未评估扣4分；评估不全一处扣2分；未解释扣2分；未带听诊器听诊；听诊部位不正确各扣2分	
	4. 洗手，戴口罩	2	一处不符合要求扣1分	
	5. 准备用物：电动吸引装置，适当型号的一次性吸痰管数条，生理盐水，手套，听诊器，电筒；治疗盘内放置盛有生理盐水的治疗碗2个、纱布2块（必要时备压舌板、舌钳、开口器）	5	少一件或一件不符合要求扣1分	
操作流程（65分）	1. 携用物至床旁，核对床号、姓名	4	未核对扣4分；核对不全一处扣2分	
	2. 向患者告知操作配合要点，协助患者取适宜体位	4	未告知患者配合要点或体位不舒适各扣2分；一处不符合要求扣1分	
	3. 患者头转向操作者，如有活动义齿应取下，昏迷患者可使用压舌板	2	一处不符合要求扣1分	
	4. 将连接管与负压瓶相连，接通电源，打开开关，检查吸引器性能，调节负压（成人负压为 0.04～0.053 MPa，小儿吸痰负压 <0.04 MPa）	10	管道连接错误扣5分；负压调节不准确扣5分	
	5. 戴无菌手套，持吸痰管试吸生理盐水，润滑冲洗吸痰管检查管道是否通畅，再次核对床号和姓名	6	一处不符合要求扣2分	
	6. 吸上呼吸道分泌物：神清者嘱其张口配合，昏迷者用压舌板或开口器助其张口，反折吸痰管末端，将吸痰管插入口腔（10～15 cm 以上）或鼻腔（20～25 cm 以上），放松吸痰管末端，轻轻左右旋转上提吸出口咽部分泌物	15	不反折吸痰管末端、吸痰手法不正确、动作粗暴、深度不够各扣5分	
	7. 吸下呼吸道分泌物：更换吸痰管，反折吸痰管末端，将吸痰管插入气管内适宜深度，放开导管末端，轻柔、迅速地左右旋转上提吸痰管吸净痰液			

(续表)

程序	规范项目	分值	评分标准	扣分
	8. 每次抽吸时间＜15 s,如痰未吸尽,休息2～3分钟后再吸	6	一处不符合要求扣5分	
	9. 拔出吸痰管后吸入生理盐水冲洗吸痰管,注意观察吸出痰液的性质、量	6	不冲洗吸痰管扣2分;未观察扣4分;一处不符合要求扣1分	
	10. 清洁患者口鼻,用听诊器听诊肺部,观察患者呼吸及缺氧改善情况	4	一处不符合要求扣2分	
	11. 给予患者取舒适体位,正确指导患者配合,整理用物、床单元,致谢	5	一项不符合要求扣1分	
	12. 洗手	1	未洗手扣1分	
	13. 记录	2	未记录扣1分;记录不符合要求一处扣1分	
操作后评价(15分)	1. 按消毒技术规范要求分类整理使用后物品	3	一处不符合要求扣1分	
	2. 正确指导患者 (1) 如果患者清醒,安抚患者避免紧张,指导其自主咳嗽 (2) 告知患者适当饮水,以利痰液的排出	5	未指导患者配合扣5分;指导不全一处扣2分	
	3. 语言通俗易懂,态度和蔼,沟通有效	2	态度语言不符合要求各扣1分;沟通无效扣2分	
	4. 全过程动作熟练、规范,符合操作原则	5	一处不符合要求酌情扣1～2分	

▣ 评价标准 ▣

按照表30-3对护生的操作进行整体评价。

表30-3 电动吸引器吸痰操作评价表

工作流程	项目分值	项 目	自评得分 ABCD	小组评得分 ABCD	教师评得分 ABCD
操作前评估、核对医嘱(15分)	5	患者意识状态、生命体征、患者吸氧情况			
	5	呼吸道分泌物的量、黏稠度、部位,口、鼻腔黏膜情况			
	5	两人核对医嘱并签名			
正确吸痰(55分)	5	吸痰用物准备正确			
	10	吸痰装置连接正确			
	10	严格执行查对制度,负压调节正确			
	10	吸痰方法正确			
	10	正确指导患者			

（续表）

工作流程	项目分值	项　　目	自评得分 ABCD	小组评得分 ABCD	教师评得分 ABCD
	10	患者或家属知晓吸痰的作用及注意事项，保持呼吸道通畅			
学习能力（30分）	4	按时完成			
	5	团队合作			
	5	关爱患者			
	3	职业防护意识			
	5	操作熟练流畅			
	5	护患沟通			
	3	知识运用			
总分	100				

注：A级：完成任务质量达到该项目的90%～100%；B级：完成任务质量达到该项目的80%～89%；C级：完成任务质量达到该项目的60%～79%；D级：完成任务质量小于该项目的60%；总分按各级最高等级计算。

目 标 检 测

一、选择题

1. 接负压吸引器或者中心负压吸引装置调节负压，成人为（　　）。
   A. 50～100 mmHg　　　　　　B. 80～160 mmHg
   C. 100～180 mmHg　　　　　 D. 100～150 mmHg
   E. 300～400 mmHg

2. 吸痰器的吸引瓶的液面不能超过瓶体的（　　）。
   A. 1/3　　B. 2/3　　C. 2/4　　D. 3/4　　E. 1/2

3. 如痰液较多，需要再次吸引，正确的间隔时间为（　　）。
   A. 2～4分钟　　B. 3～5分钟　　C. 3～6分钟　　D. 6～8分钟　　E. 8～10分钟

4. 连续吸痰不得超过（　　）。
   A. 2次　　B. 3次　　C. 4次　　D. 5次　　E. 6次

5. 用吸痰管进行气管内吸痰的方法是（　　）。
   A. 自上而下抽吸　　　　　　B. 自下而上抽吸
   C. 上下移动吸痰管抽吸　　　D. 固定于一处抽吸
   E. 左右旋转向上提吸

6. 为小儿吸痰时，负压不宜超过（　　）。
   A. 13.3 kPa　　B. 20.0 kPa　　C. 40.0 kPa　　D. 53.3 kPa　　E. 60.0 kPa

7. 用电动吸引器吸痰，每次吸痰时间不宜超过（　　）。
   A. 5秒　　B. 10秒　　C. 15秒　　D. 20秒　　E. 25秒

8. 吸痰前检查电动吸引器的方法下列哪项是错误的？（　　）

A. 电源与吸引器电压是否相等　　B. 吸引器各导管连接是否正确
C. 吸引器的吸力是否正常　　　　D. 吸痰管的型号是否合适
E. 安全瓶内是否加入消毒液

9. 电动吸引器吸痰的原理是利用(　　)。
    A. 正压作用　　B. 负压作用　　C. 空吸作用　　D. 虹吸作用　　E. 静压作用

10. 下列使用电动吸引器吸痰的操作,错误的是(　　)。
    A. 使用前检查吸引效能
    B. 先吸引深部分泌物,再吸引口咽部分泌物
    C. 痰液黏稠时滴少量生理盐水稀释
    D. 储液瓶吸出液不宜过满
    E. 为婴幼儿吸痰时,吸痰管要细

11. 为患者进行吸痰时,下列哪项是错误的? (　　)
    A. 吸痰前应用生理盐水试吸
    B. 将患者的头转向操作者一侧
    C. 将吸痰导管插入患者口腔咽部吸尽分泌物
    D. 吸痰时动作轻柔、迅速
    E. 每次吸痰时间<25秒

12. 护士给患者吸痰时发现痰液黏稠,不易吸出,下列措施不妥的是(　　)。
    A. 扣拍患者胸背部,以震荡痰液
    B. 给患者做超声雾化吸入,以稀释痰液
    C. 缓慢滴入少量生理盐水,以稀释痰液
    D. 缓慢滴入化痰药物,以稀释痰液
    E. 加大吸引负压,以吸尽痰液

13. 选择型号适宜的吸痰管,吸痰管外径应小于/等于气管插管内径的(　　)。
    A. 1/5　　　B. 1/4　　　C. 1/3　　　D. 1/2　　　E. 2/3

二、填空题

1. 给予患者吸痰时要严格执行_____,避免_____。
2. 吸痰时送入吸痰管应_____吸痰管,不可给予_____,以免损伤气道。
3. 吸痰前后给予高流量吸氧的目的是_____。
4. 使用呼吸机时,气管内吸痰时应先吸入高浓度氧气_____分钟。
5. 吸过口、鼻分泌物的吸痰管_____进入气道。
6. 使用呼吸机时,气管内吸痰如痰液黏稠不易吸出可注入_____5~10 ml。

任务三十一 绘制体温单

学习目标

1. 叙述体温单绘制的目的。
2. 叙述体温单书写要求。
3. 结合临床案例,规范绘制体温单。
4. 解释体温单上各项指标的临床意义。

学习任务

患者李某,女性,32岁,因咳嗽、发热10天,于2020年5月20日上午入本院内科。10天前不明原因发热,体温波动在37.8~38.5℃。因青霉素皮试(+),曾用利巴韦林、头孢拉定等药物治疗无效。入院时查体:体温38.3℃,心率84次/分,律齐有力,呼吸21次/分,血压120/84 mmHg,体重60 kg。其余无特殊症状。入院诊断:发热待查。

工作流程与活动

1. 接到任务后,查阅资料分析病例找出主要问题、列出护理措施(15分钟)。
2. 根据采集的资料,将数据绘制在体温单(25分钟)。

活动一 接收工作任务、明确工作要求

学习目标

1. 能正确分析病例找出患者的主要护理问题。
2. 能针对患者的主要护理问题,提出有针对性的护理措施。
3. 能独立查阅相关资料,并解决问题。

建议学时

建议学时为15分钟。

学习准备

教材《护理学基础》《内科护理学》、笔、作业本。

学习过程

1 借助《内科护理学》中呼吸系统疾病相关知识及《护理学基础》理论,分析案例中患者存

在的主要护理问题。

_____
_____

2 在列举的主要问题中找出首优问题,并列出主要护理措施。

_____
_____

活动二 接到任务并处理

◼ **学习目标** ◼

1. 能正确查看生命体征的各项数据。
2. 能快速判断各数据是否正常。
3. 明确数据异常时的处理。

◼ **建议学时** ◼

建议学时为 25 分钟。

◼ **学习准备** ◼

1. 准备好体温单、红蓝笔、蓝黑笔、护士表。
2. 根据表 31-1 患者李某住院前 3 天的生命体征所提供的数据,绘制一份规范的体温单(表 31-2)。
3. 记录要求:数据填写正确,字迹清晰,一律用蓝黑墨水书写,圆点等大、等圆,连线平直,达到准确、美观、整洁的目的。

表 31-1 生命体征记录表

姓名 李× 年龄 32 性别 女 科别 内科 床号 12 住院号 20200520

时间		T(℃)	P(次/分)	R(次/分)	BP(mmHg)	其他
2020-05-20	09:30	38.3	84	21	120/84	体重 60 kg
	12:00	38.4	98	22		
	16:00	37.8	102	25		
	20:00	36.7	98	21		
2020-05-20	08:00	37.4	112	28	118/82	
	10:00	39.6	126	31		给予酒精拭浴后测 T 38.4 ℃
	10:30	38.4	111	22		
	12:00	38.4	98	22		
	16:00	37.0	96	21		
	20:00	36.7	89	20		

(续表)

时间		T(℃)	P(次/分)	R(次/分)	BP(mmHg)	其他
2020-05-20	08:00	37.4	112	24		
	12:00	37.0	100	22		灌肠后排大便1次
	16:00	36.0	100	23		
	20:00	36.7	98	21		尿量1500 ml

表31-2 体温单

科室　　　床号　　　姓名　　　年龄 32　　　性别 女　　　住院病历号　　　入院日期

日期																						
住院日数																						
手术或产后日期																						

脉搏(次/分)	体温(℃)	时间 4 8 12	4 8 12	4 8 12	4 8 12	4 8 12	4 8 12	4 8 12
240	41							
210	40							
180	39							
150	38							
120	37							

(续表)

时间		4	8	12	4	8	12	4	8	12	4	8	12	4	8	12	4	8	12	4	8	12	4	8	12	4	8	12	4	8	12	4	8	12	4	8	12	4	8	12	4	8	12
90	36																																											
60	35																																											
呼吸(次/分)																																												
血压(mmHg)																																												
总入液量(ml)																																												
排出量	大便(次)																																											
	尿量																																											
	其他																																											
体重(kg)																																												
身高(cm)																																												
药物过敏																																												
其他																																												

▣ 学习过程 ▣

1. 将不同时间段的生命体征值用正确的方法把数据描绘在体温单上。

   _____
   _____

2. 根据表格所提供的数据以及描绘的数据进行逐一核对。

   _____
   _____
   _____

▣ 操作标准 ▣

体温单书写的质量评价标准如表31-3所示。

表 31-3 体温单书写质量评价标准(满分 100 分)

项目	标准要求	分值	评分方法	扣分
眉栏 (5 分)	用蓝黑钢笔正确填写姓名、性别、年龄、科室、病室、床号、住院病历号、页码;清晰、无漏项	5	漏项或错填写一处扣 0.5 分	
书写质量 (35 分)	1. 住院日期:每页第一日填写年、月、日,中间以"—"隔开;其余 6 日只填写日,如跨月份(年度)时应填写月、日或年、月、日	4	一处不符合要求扣 0.5 分	
	2. 住院日数用阿拉伯数字填写,自住院日起为"1"连续书写至出院	2		
	3. 手术(分娩)当日填写"0",次日为手术后第 1 日,依次填写至第 14 日止;如在 14 日内再做手术,则停写第一次手术天数,在第二次手术当日填写Ⅱ-0,依次填写到 14 日为止	8		
	4. 体温在 42~40℃的相应时间栏内,用红钢笔顶格纵行记录入院、手术、转入、分娩、出院、死亡等时间。除手术不写具体时间外,其他一律用小写数字"1,2,3……"按 24 小时制填写某时某分;竖破折号占 2 个小格。手术应写在患者离开病房入手术室相应的时间栏内;转科患者由转入科室填写转入时间	8	一处不符合要求扣 1 分;时间未记录至分一处扣 0.5 分	
	5. 一般患者每日测一次体温;新入院、手术后患者每日测 4 次,连测 3 天;体温在 37.5℃以上者每日测 4 次,39℃以上者每 4 小时测一次,待体温正常 3 天后改为每日一次;脉搏、呼吸测量次数一般同体温测量次数。特殊情况遵照医嘱执行	8	与医嘱不符扣 1 分;少测量或少绘制一次扣 1 分	
	6. 患者临时外出 2 小时内一律补测体温,体温不升应在 35℃以下相应时间栏内用蓝黑墨水或碳素墨笔顶格纵行记录"不升",不与相邻的温度相连	5	不符合要求一处扣 1 分	
绘制要求 (25 分)	1. 体温:①口腔温度(口温)以蓝点表示,直肠温度(肛温)以蓝圈表示,腋下温度以蓝叉表示;相邻两次体温用蓝线相连;②行物理降温半小时后测得的体温用红圈表示,并用红色虚线与降温前的体温相连,下次体温与物理降温前的体温相连	8	标识错误一处扣 1 分;降温后未绘制扣 2 分;脉搏短绌未绘制扣 2 分;绘制不规范一处扣 0.5 分	

（续表）

项目	标 准 要 求	分值	评 分 方 法	扣分
	2. 脉搏：①脉搏以红点表示，心率以红圈表示，相邻两次脉搏或心率用红线相连；②脉搏短绌时应分别测量心率和脉率并记录，各以红线相连，在两线之间用红笔划斜线填满	8		
	3. 呼吸：呼吸用蓝黑钢笔或碳素墨水笔以阿拉伯数字填写在相应的呼吸格内，表述每分钟呼吸次数；如每日记录呼吸 2 次以上，应在相应的呼吸格内，上下交错记录，第一次呼吸应记录在上方。使用呼吸机患者的呼吸以"辅助呼吸"表示	6	一处不符合要求扣 0.5 分	
	4. 脉搏与体温重叠时，先划体温符号，再用红铅笔在体温符号外划圈	3		
特殊项目栏（20分）	1. 血压(mmHg)：用数字表示。新入院当日和每周测一次血压并记录；特殊情况遵医嘱或护理常规测量，记录方式：收缩压/舒张压	2	一处不符合要求扣 0.5 分	
	2. 出入量(ml)：记录 24 小时出、入总量，填入前一日栏内，不足 24 小时者按实际时数记录	2		
	3. 小便：记录前一日下午至当日下午 24 小时的小便数或小便量，填入相应日期内。不足 24 小时者按实际时数记录，尿失禁用"*"表示，留置尿管用"C"表示	2	标识错误一处扣 0.5 分	
	4. 大便次数：记录前一日下午至当日 24 小时的大便次数，连续 3 日未大便应采取措施(特殊情况例外)，灌肠后大便次数按规定表示；大便失禁、人造肛门用"※"表示	2		
	5. 体重：新入院当日和每周测 1 次体重并记录，因病情等不能测体重者此栏内按患者情况记录"平车"或"卧床"，根据科室具体安排客观记录	2	少记一次扣 0.5 分；记录不真实一次扣 1 分	
	6. 身高：新入院患者当日应测量身高并记录	2		

(续表)

项目	标 准 要 求	分值	评 分 方 法	扣分
	7. 药物过敏:药物皮试阳性者用黑蓝水笔写药物全名及括号,用红水笔写"+"填于括号内;住院前存在的过敏药物及物质用红笔全称注明"×××过敏"	5	漏记扣2分;错记扣5分	
	8. 特殊治疗:记录特殊药物的治疗用量及特殊治疗等,由医师填写	3		
其他 (15分)	1. 书面整洁,字迹工整,无刮、涂、粘、贴等现象	4	书面不整洁、字迹潦草、涂改,一处扣1分;数据不准确一处扣2分	
	2. 测量和绘制数据准确,原始记录保存一周,三测单与患者情况相符	8		
	3. 点圆线直、点线分明,连线到位,粗细均匀	3	一处不符合要求扣0.2分	
合计		100		

注:1. 每份总分100分,≥90分为甲级病历;≥80分为乙级病历;<80分为丙级病历。
  2. 评分时,每项按标准扣完为止。

◆ 评价标准 ◆

按照表31-4对护生的操作进行整体评价。

表31-4 体温单书写质量评价表

流程	项目分值	项 目	自评得分 ABCD	小组评得分 ABCD	教师评得分 ABCD
理论知识 (30分)	10	明确体温单的书写要求			
	10	绘制体温单的注意事项			
	10	解释体温单的重要性			
操作 (40分)	5	用物准备齐全			
	10	各项目记录正确、无错漏			
	10	客观、真实地反映病情变化			
	10	字迹清楚、无涂改			
	5	特殊项目标注清楚			
学习能力 (30分)	4	按时完成			
	5	团队合作			
	5	关爱患者			
	3	职业防护意识			
	5	操作熟练流畅			
	5	护患沟通			
	3	知识运用			
总分	100				

注:A级:完成任务质量达到该项目的90%~100%;B级:完成任务质量达到该项目的80%~89%;C级:完成任务质量达到该项目的60%~79%;D级:完成任务质量小于该项目的60%;总分按各级最高等级计算。

目标检测

一、选择题

1. 对医嘱种类,下列不正确的描述是(　　)。
   A. 临时医嘱一般只执行 1 次
   B. 长期医嘱有效时间在 24 小时以上
   C. 长期医嘱在医生写明停止时间后失效
   D. 临时备用医嘱有效时间在 24 小时内
   E. 长期备用医嘱需由医生写明停止时间后方为失效

2. 执行医嘱不正确的做法是(　　)。
   A. 严格执行查对制度　　　　　　B. 对有疑问的医嘱应查询清楚后再执行
   C. 医嘱均需立刻执行　　　　　　D. 一般情况下不执行口头医嘱
   E. 护士执行医嘱后签全名

3. 脉搏每一大格为(　　)。
   A. 4 次/分　　　　　　　　　　　B. 10 次/分
   C. 15 次/分　　　　　　　　　　 D. 20 次/分
   E. 24 次/分

4. 临时备用医嘱的有效时间是(　　)。
   A. 6 小时　　B. 12 小时　　C. 24 小时　　D. 48 小时　　E. 72 小时

5. 出院病历排在病案首页的是(　　)。
   A. 体温单　　B. 医嘱单　　C. 出院记录　　D. 病案首页　　E. 会诊记录

6. 长期备用医嘱的有效时间是(　　)。
   A. 6 小时　　　　　　　　　　　B. 12 小时　　　　　　　　　　C. 24 小时
   D. 48 小时　　　　　　　　　　 E. 医生写明的停止时间

7. 属于临时医嘱的是(　　)。
   A. 低盐饮食　　　　　　　　　　B. 氧气吸入 prn　　　　　　　　C. 病重通知
   D. 大便常规　　　　　　　　　　E. 维生素 B_1 10 mg,每天 3 次

8. 赵先生,即将行胃大部切除术,术前医嘱:阿托品 0.5 mg H st。此项医嘱属于(　　)。
   A. 口头医嘱　　　　　　　　　　B. 长期医嘱
   C. 长期备用医嘱　　　　　　　　D. 临时备用医嘱
   E. 即刻执行医嘱

9. 护理文件的书写原则不包括(　　)。
   A. 客观、真实、准确、及时、完整　　B. 文字生动、形象
   C. 内容简明扼要　　　　　　　　D. 应用医学术语
   E. 记录者签全名

10. 执行长期备用医嘱,下列不正确的是(　　)。
    A. 由医生写在长期医嘱单上　　　B. 有效时间在 24 小时以上
    C. 过期尚未执行则失效　　　　　D. 此类医嘱可以执行多次

E. 执行后在临时医嘱单上写明医嘱内容、执行时间并签全名

11. 一般患者护理记录单书写不正确的是(　　)。
    A. 使用一般患者护理记录单
    B. 三级护理患者至少每周记录一次
    C. 对病情稳定的慢性病,一级护理患者至少5天内记录一次
    D. 手术当日应有记录
    E. 患者发生病情变化时随时记录

12. 关于出入液量记录不正确的是(　　)。
    A. 记录内容用蓝墨水笔
    B. 记录同一时间的摄入量或排出量均应各自另起一行
    C. 记录均以"ml"为单位
    D. 12小时做小结
    E. 24小时做总结

13. 住院期间排在病历首页的是(　　)。
    A. 长期医嘱单　　　　　　　B. 临时医嘱单
    C. 体温单　　　　　　　　　D. 病案首页
    E. 入院记录

14. 排出量主要为(　　)。
    A. 尿量　　B. 大便量　　C. 呕吐量　　D. 呕血量　　E. 引流量

15. 体温表每一大格为(　　)。
    A. 0.2℃　　B. 0.5℃　　C. 1℃　　D. 1.5℃　　E. 2℃

16. 患者张某,男性,52岁,今日行胃大部切除术,为减轻患者伤口疼痛,医嘱:哌替啶50mg im Q6h prn,此医嘱属于(　　)。
    A. 长期医嘱　　　　　　　　B. 临时医嘱
    C. 长期备用医嘱　　　　　　D. 临时备用医嘱
    E. 即刻执行医嘱

17. 书写病区交班报告时应先书写(　　)。
    A. 危重患者　　　　　　　　B. 新入院患者
    C. 手术患者　　　　　　　　D. 转入患者
    E. 出院患者

18. 属于长期医嘱的是(　　)。
    A. 一级护理　　　　　　　　B. 空腹血糖
    C. X线胸片　　　　　　　　D. 眼科会诊
    E. 安痛定2ml 肌内注射,st

19. 医嘱的内容不包括(　　)。
    A. 护理常规　　　　　　　　B. 饮食种类
    C. 体位　　　　　　　　　　D. 给药途径
    E. 药物批号

20. 物理降温后30分钟测量的体温以(　　)表示。

A. 红点 B. 蓝点 C. 红圈 D. 蓝圈 E. 蓝叉

21. 属于长期备用医嘱的是(   )。
    A. 一级护理   B. X 线胸片
    C. 大便常规   D. 氧气吸入 prn
    E. 餐后血糖

22. 刘女士,胆结石术后,将于明日出院。此项内容属于(   )。
    A. 不列为医嘱   B. 长期医嘱
    C. 临时医嘱   D. 长期备用医嘱
    E. 临时备用医嘱

23. 属于临时备用医嘱的是(   )。
    A. 维生素 B_1 10 mg tid   B. 西地泮 5 mg 口服 sos
    C. 氧气吸入 prn   D. 餐后血糖
    E. 外科护理常规

24. 执行口头医嘱,下列不妥的是(   )。
    A. 一般情况下不执行口头医嘱   B. 在抢救或手术过程中可以执行
    C. 护士必须向医生复诵一遍   D. 确认无误后方可执行
    E. 事后及时补写在抢救记录单上

25. 如不能按时完成抢救记录,应在抢救工作结束后多长时间内补全护理记录(   )。
    A. 1 小时   B. 2 小时   C. 4 小时   D. 6 小时   E. 当班内

图书在版编目(CIP)数据

护理学基础:教学一体化工作页/阳绿清,廖喜琳主编. —上海:复旦大学出版社,2021.7
(2023.1重印)
ISBN 978-7-309-15729-1

Ⅰ.①护… Ⅱ.①阳… ②廖… Ⅲ.①护理学-职业教育-教材 Ⅳ.①R47

中国版本图书馆 CIP 数据核字(2021)第 106700 号

护理学基础——教学一体化工作页
阳绿清 廖喜琳 主编
责任编辑/王 珍

复旦大学出版社有限公司出版发行
上海市国权路 579 号 邮编:200433
网址:fupnet@fudanpress.com http://www.fudanpress.com
门市零售:86-21-65102580 团体订购:86-21-65104505
出版部电话:86-21-65642845
上海四维数字图文有限公司

开本 787×1092 1/16 印张 15.5 字数 377 千
2021 年 7 月第 1 版
2023 年 1 月第 1 版第 2 次印刷

ISBN 978-7-309-15729-1/R·1886
定价:50.00 元

如有印装质量问题,请向复旦大学出版社有限公司出版部调换。
版权所有 侵权必究